侯江红 著

小儿体质学说

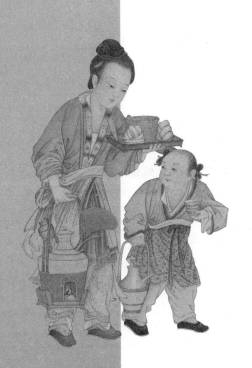

中原农民出版社
·郑州·

图书在版编目（CIP）数据

小儿体质学说 / 侯江红著. —郑州：中原农民出版社，2023.10
ISBN 978-7-5542-2663-6

Ⅰ.①小… Ⅱ.①侯… Ⅲ.①中医儿科学–体质学 Ⅳ.①R272

中国国家版本馆CIP数据核字（2023）第082391号

小儿体质学说
XIAOER TIZHI XUESHUO

出 版 人：刘宏伟
策划编辑：刘培英
责任编辑：柴延红
文字编辑：刘培英
责任校对：王艳红
责任印制：孙　瑞
美术编辑：杨　柳
装帧设计：薛　莲

出版发行：中原农民出版社
　　　　　地址：郑州市郑东新区祥盛街 27 号　　邮编：450016
　　　　　电话：0371-65788677（编辑部）　0371-65788199（营销部）
经　　销：全国新华书店
印　　刷：新乡市豫北印务有限公司
开　　本：710 mm×1010 mm　1/16
印　　张：13
字　　数：165 千字
版　　次：2023 年 10 月第 1 版
印　　次：2023 年 10 月第 1 次印刷
定　　价：59.00 元

如发现印装质量问题影响阅读，请与印刷公司联系调换。

前　言

　　为什么有的孩子长得快，而有的孩子长得慢？为什么有的孩子吃饭很容易食积，而有的则不？为什么有的孩子容易患病，而有的就很少生病？为什么有的孩子患病容易发热，有的则容易咳嗽，还有的容易转为肺炎？为什么有的孩子容易发生过敏反应，有的不容易发生过敏反应？为什么有的孩子急躁易怒，而有的胆怯内向？等等。孩子之间之所以有如此差异，与孩子的体质状态密切相关。人的体质状态影响着他们的健康状态，体质状态关乎生长、发育、心理、性格，更关乎疾病的发生状态及转归，进而也影响着人的自然寿命。小儿体质状态更是如此，而且孩子体质状态有着与成人明显的不同，如与成人的表现体征不同，与成人的病因和易感性不同，与成人的病理反应不同，与成人的非健康倾向不同，与成人的疾病谱不同，与成人的调治反应不同等，而小儿体质状态又有着可变性、兼夹性、可调性。研究小儿体质状态自古至今都是十分重要的临床问题，对现今的医学意义更大，这是基于人们对主动健康意识的重新认识。要使孩子健康成长、少生病、不生病，就要求临床医生，甚至家长树立良好的主动健康意识，研究孩子的体质状态，调治小儿偏颇体质状态以提升孩子主动健康水平、提高疾病疗效水平。《小儿体质学说》为大家抛砖引出小儿体质状态的研究之路。全书讨论了小儿体质的古今研究概况，影响小儿体质的相关因素，小儿体质状态形成的特点、变化规律，基于亚健康状态的小儿偏颇体质状态分类，各偏颇体质状态的临床特征，小儿体质状态的辨识方法及调治原则，某些基于小儿偏颇体质状态的调理应用，常用调理小儿偏颇体质状态的技术方法。

尽管历代医家对小儿体质状态的研究和临床实践一直没有间断，但是小儿体质状态的研究仍存在诸多问题，临床应用体系还不完善，这就要求我们随着时代的不断变化，以及对健康维度认识的不断提高，更加深入系统地研究解决体质状态中存在的问题，并在临床中广泛应用，逐步由小儿体质学说发展为小儿体质学。为此，本书录入笔者主持承担的"小儿体质状态辨识方法与干预技术示范性研究"最新成果，供广大同行参考。书中会有许多不足，甚至某些观点是异于同道的，希望给予批评指正。

侯江红

2022 年 5 月于绿城郑州

目　录

第一篇

小儿体质学说理论基础

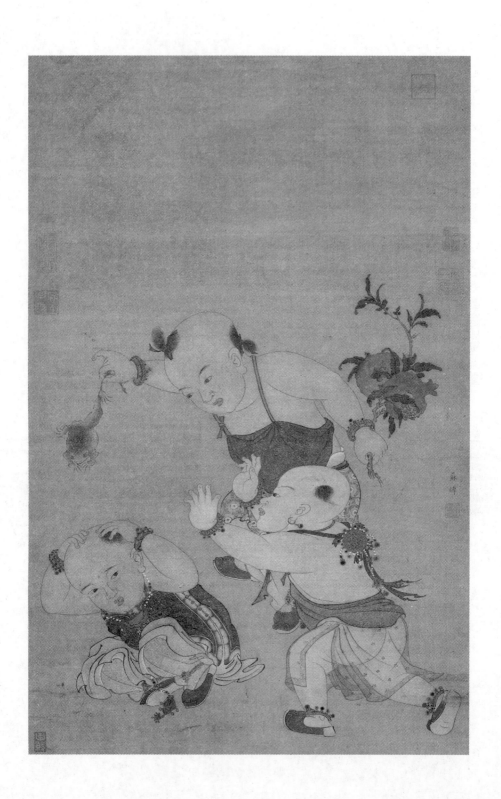

一、小儿体质学说古代文献释义

1. 小儿体质的提出

"体质"一词在历代中医文献中称谓不一，有气质、气体、素质、体质等不同名称，直至叶桂(叶天士)、华岫云才始称体质。早在两千多年前的《黄帝内经》中就有对体质的论述，对人体体质类型作了多种分类，如《灵枢·通天》把人分为太阴之人、少阴之人、太阳之人、少阳之人、阴阳和平之人五种类型。又如《灵枢·寿夭刚柔》指出："形有缓急，气有盛衰，骨有大小，肉有坚脆，皮有厚薄，其以立寿夭奈何？"虽是人的先天禀赋，但是可以根据这些形、气的不同情况来衡量体质之强弱，从而推断其寿命长短。《灵枢·寿夭刚柔》还指出："此天之生命，所以立形定气而视寿夭者，必明乎此立形定气，而后以临病人，决死生。"提出了如何确定体质的强弱，判断元气的盛衰，观察形与气之间平衡与否，而后决定治疗措施。而小儿之体质特点首见于《灵枢·逆顺肥瘦》"婴儿者，其肉脆、血少、气弱"，提出了小儿体质学说的生理基础。

2. 小儿体质形成的因素

小儿体质的形成由先天禀赋和后天因素共同作用，先天禀赋主要取决于父母，是小儿体质的基础，它会在后天因素的参与、影响和累积下发展变化。《万氏家传幼科发挥·胎疾》说："肥瘦、长短、大小、妍媸（注释：yán chī，美丑），皆肖父母也。"《格致余论·慈幼论》中说："儿之在胎与母同体，得热则俱热，得寒则俱寒，病则俱病，安则俱安。"明确地指出小儿体质与父母密切相关，母亲的健康、营养、精神状态等都直接或间接影响胎儿的生长发育，进而影响着孩子的体质状态。《景岳全书·小儿则》说："母多火者，子必有火病；母多寒者，子必有寒病；母之脾肾不足者，子亦如之。"母亲体质的寒、热、虚、实直接影响了小儿体质，使小儿体质偏寒、偏热、偏虚、偏实或禀其特异体质。《素问·奇病论》指出："其母有所大惊，气上而不下，精气并居，故令子发为癫疾也。"指出母体孕育胎儿时的疾病也影响着小儿体质和非健康倾向。《景岳全书·传忠录》云："以人之禀赋言，则先天强厚者多寿，先天薄弱者多夭。"指出先天因素影响着体质状态，进而影响着人的寿命。《幼幼集成·护胎》谓："所以年少生子者，或多羸弱，欲勤而精薄也；老年生子者，反见强盛，欲少而精全也。"是指备孕期间男子天癸充沛与否对孩子体质状态的影响。《幼幼集成·护胎》又说："胎婴在腹，与母同呼吸，共安危，而母之饥饱劳逸，喜怒忧惊，食饮寒温，起居慎肆，莫不相为休戚。"由此可见母亲的饮食起居、七情六欲、劳逸适宜与否决定小儿体质强弱。《素问·痹论》说："饮食自倍，肠胃乃伤。"《医宗金鉴》说："小儿恣意肥甘生冷，不能运化，则肠胃积滞矣。"都说明在后天因素影响中，饮食习惯对于小儿体质的形成起了很大的作用。《吕氏春秋·尽数》说："轻水所，多秃与瘿人；重水所，多尰（zhǒng）与躄（bì）人；甘水所，多好与美人；辛水所，多疽与痤人；苦水所，多尪（wāng）与伛人。"《素问·异法方宜论》说："其民陵居而多风，水土刚强……故邪不能伤其形体。"《医学源流论·五方异治论》亦有类似的论述："人禀天地之气以生，故其气体随地不同。西北之人，气深而厚，凡受风寒，难于透出，宜用疏通重剂；东南之人，气浮而薄，凡遇风寒，易于疏泄，宜用疏通轻剂。"俗话说"一方水土，养一方人"。正如《素问·异法方宜论》云："故东方之域，天地之所始生也。鱼盐之地，海滨傍水……西方者，金玉之域，沙石之处，天地之所收引也，其民陵居而多风，水土刚强……北方者，天地所闭藏之域也，其地高陵居，风寒冰冽……南方者，天地所长养，阳之所盛处也，其地下，水土弱，雾露之所聚也……中央者，其地平以湿，天地所以生万物也众。"以上都提示人们居处的地理环境、水土风俗、气候差异都影响着体质状态的形成，这是基于"脏腑娇嫩，形气未充"的小儿生理特点。小儿体质的形成受多方面因素的影响，其中先天禀赋占主要因素，同时后天因素包括饮食习惯、劳逸适宜、环境气候等也会显著影响小儿体质的形成。

3. 小儿体质特点

（1）纯阳学说

最早提出"纯阳"的是《颅囟经》。《颅囟经·脉法》云："凡孩子三岁以下，呼为纯阳，元气未散。"然而纯阳的含义阐述不够明确，历代医家都有论述，各有侧重。《小儿药证直诀》曰："小儿纯阳，无烦益火。"这种观点比较片面，阴阳互根互用，此说法单纯强调了阳的作用，忽略了阴的作用，而阳不可能脱离阴独立存在。《圣济总录·小儿风热》云："小儿体性纯阳，热气自盛，或因触犯风邪，与热气相搏，外客皮毛，内壅心肺，其状恶风壮热，胸膈烦闷，目涩多渴是也。"指出"纯阳"有两重含义，一为小儿在生理上阳气旺盛，是其体质特点；二为在病理上易与邪相搏，发为热病，也可以理解为小儿这种"纯阳"体质的非健康倾向是易发热病。《黄帝素问宣明论方·小儿门》曰："大概小儿病者，纯阳，热多冷少。"诸多医家将小儿纯阳之体当成阳旺热盛来解，以致寒凉药物在儿科广泛使用。但是，长期应用寒凉药物易伤阳气，又易形成小儿阳虚体状态。《奇效良方·小儿门》云："古云，男子七岁曰髫（tiáo），生其原阳之气，女子八岁曰龀（chèn）；其阴阳方成，故未满髫龀之年，呼为纯阳。"意指小儿变蒸之数未足，阴阳之气未充。《医学正传·小儿科》云："夫小儿八岁以前曰纯阳，盖其真水未旺，心火已炎。"此认为纯阳概括了心火与肾水两方面，水为阴，真水未旺即阴气不足，而心火已炎，则指内热旺盛，认为纯阳与阴不足有关。《万氏家藏育婴秘诀·鞠养以慎其疾》曰："小儿纯阳之气，嫌于无阴，故下体要露，使近地气，以养其阴也。"《冯氏锦囊秘录》云："天癸者，阴气也。阴气未至，故曰纯阳，原非谓阳气有余之论。"皆反对阳气有余的说法，认为小儿纯阳是阴气未足的缘故。

《医学源流论·幼科论》云："盖小儿纯阳之体，最宜清凉。"在此体质学说指导下确定了纯阳之体的治则，即清凉。但《温病条辨·解儿难》中批判了"无论何气使然，一以寒凉为准"的观点，并提出"不知儿科用苦寒，最伐生生之气也"，提倡保护小儿的阳气。《脉因证治》云："小儿十六岁前，禀纯阳气，为热多也。"《幼科要略·总论》说："襁褓小儿，体属纯阳，所患热病最多。"是指病理条件下热多的情况。"纯阳学说"主要从小儿的生长发育旺盛，发病后易化热化火，以及治疗宜清凉来阐述小儿的体质特点，小儿发病热证居多，与其致病因素以及外感六淫及内伤饮食等密切相关。外感风、热、暑邪均为阳邪；六淫之寒邪易束遏肌表，日久郁而化热；六淫湿邪，易阻遏气机，气郁而化热；饮食停聚中焦，气机郁滞，郁而化热，诸多热证，成因不一，但非都是清热苦寒之药所宜。从中医学基础理论来看，阳是人生命活动的原动力，阳气旺盛则生命活动旺盛，小儿处于生长发育阶段，故阳盛能推动生长发育。此为纯阳之义。

（2）稚阴稚阳学说

在《温病条辨》中论述了"小儿稚阳为充，稚阴未长"，这是指小儿阶段的机体柔嫩，形气未充，脾胃娇弱、肾气不足、腠理疏松、神气怯弱、筋骨易脆等。《小儿药证直诀·变蒸》说："五脏六腑，成而未全……乃全而未壮也。"由于以上生理特点，导致小儿发病容易，传变迅速，易寒易热，易虚易实，但小儿生机旺盛，脏气清灵，疾病易趋康复，治疗用药宜审慎准确。在《温病条辨·解儿难》中对"稚阴稚阳"的认识进行了归纳和解说。书中指出："古称小儿纯阳，此丹灶家言，谓其未曾破身耳，非盛阳之谓。小儿稚阳未充，稚阴未长者也。"明确指出"纯阳"并不等于"盛阳"。"稚阴稚阳"理论的提出也是长期以来对"纯阳"的不同认识进行学术争鸣的产物。《温病条辨·解儿难》云："男子生于七，成于八；故八月生乳牙，少有知识；八岁换食牙，渐开智慧；十六而精通，可以有子；三八二十四岁真牙生而精足，筋骨坚强，可以任事，盖阴气长而阳亦充矣。女子生于八，成于七；故七月生乳牙，知提携；七岁换食牙，知识开，不令与男子同席；二七十四而天癸至；三七二十一岁而真牙生，阴始足，阴足而阳充也，命之嫁。小儿岂盛阳者哉！俗谓女子知识恒早于男子者，阳进阴退故也。"阐述了阴阳从幼稚阶段开始逐渐发展、旺盛的趋势，揭示了人整个生长发育过程中的体质特点。在《幼幼集成·凡例》论道："幼科论证，悉以阳有余，阴不足立说，乖误相承，流祸千古。后人误以婴儿为一团阳火，肆用寒凉，伤脾败胃。"滥用苦寒，损伤脾胃，酿生痰湿的情况也是当今临床的一大误区，加之抗生素等具有寒凉之性药物的大量应用，使阳气不足的小儿越来越多。此为对小儿"纯阳学说"的误读。《保赤存真》也说："真阴有虚，真阳又岂无虚……此又不可徒执小儿纯阳之论也。"又说："阴之滋生，赖阳之濡化也……阳可以统阴，阴不能统阳。"此观点未刻意强调小儿纯阳，对小儿病理、生理特点的认识回归了客观的

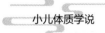

认识。《医学三字经》也认为小儿"稚阳体，邪易干"，由于小儿脏腑娇嫩、脾胃虚弱，对外邪的抵抗能力较弱，加上其寒热不能自调，乳食不能自节，一旦调护失宜，则外易为六淫之邪侵害，内易为饮食所伤。指出小儿"阳"不是有余，而是"稚阳未充"。"稚"乃"幼禾，幼小"之意，即幼小嫩弱，尚未生长发育成熟之义。稚阴稚阳是指小儿时期无论是在物质基础或生理功能上都是未发育完善的。这也是小儿体质状态可变性的生理基础。

（3）阳有余阴不足学说

《格致余论》云："阳有余、阴不足。"《医学正传·小儿科》提出："夫小儿八岁以前曰纯阳，盖其真水未旺，心火已炎。故肺金受制而无以平木，故肝木常有余，而脾土常不足也。"此言，肺金被心火制无以平肝木，金不克木，肝气有余，肝主升发，升发之机旺盛，才能生长发育迅速。明代儿科医家万全，对小儿生理、病理特点提出五脏有余、不足之说，即肝常有余，脾常不足，心常有余而肺常不足，肾常虚，从阴阳而论为阳有余、阴不足。《万氏家传幼科发挥·五脏虚实补泻之法》中说："云肝常有余，脾常不足者，此却是本脏之气也，盖肝乃少阳之气，儿之初生，如木方萌，乃少阳生长之气，以渐而壮，故有余也。肠胃脆薄，谷气未充，此脾所以不足也。"小儿生长发育迅速，依赖于肝木升发条达之气旺盛。脾常不足是因为脾属土，主运化。小儿生长发育迅速，对气、血、津液等营养物质的需求迫切，而脾的运化功能尚未健全，难以满足小儿生长发育的需要，这也是小儿易为积滞体状态的生理基础。《寓意草·辨袁仲卿小男死症再生奇验并详诲门人》云："盖小儿初生，以及童幼，肌肉、筋骨、脏腑、血脉，俱未充长，阳则有余，阴则不足。"主要概括为小儿发育尚未成熟，生长发育旺盛，阳气相对旺盛而阴气比较衰弱，小儿疾病多表现为阳热之证。在《临证指南医案·幼科要略》中也说："再论幼稚，阳常有余，阴未充长。""阳有余、阴不足"，往往作为对"纯阳"学说的一种注解，也就是说阳气偏胜，而阴未充足，是对"纯阳"学说的补充。

（4）少阳学说

《万氏家藏育婴秘诀·五脏证治总论》中说："盖肝之有余者，肝属木，旺于春。春乃少阳之气，万物之所资以发生者也。儿之初生曰芽儿者，谓如草木之芽，受气初生，其气方盛，亦少阳之气，方长而未已，故曰肝有余。有余者，乃阳自然有余也。"肝主升发条达，肝气有余，则生长发育旺盛，持"少阳"之论者，是基于小儿生机旺盛，如旭日之初升，草木之方萌，合于少阳。民国时期张锡纯《医学衷中参西录》则认为"小儿少阳之体，不堪暑热"。由上可知，小儿"少阳"之说，既包含生机萌发，其气方长的生理特点，也明示了易患热病、易致肝火体状态。

4. 小儿体质与日常护理

《育婴家秘》有言："小儿在腹中，赖血以养之，及其生也，赖乳以养之。乳，积血所化也。未及一岁之后，不可便以肉果啖之，胃薄脾脆，不能消化也。"小儿脏腑娇嫩，形气未充，如不加节制，终会损伤脾胃，正所谓《幼科发挥》云："乳多终损胃，食壅即伤脾。"脾胃损伤，消化腐熟失司，成积成滞。《格致余论·慈幼论》认为"人生十六岁以前，气血俱盛，如日方升，如月将圆，惟阴长不足……血气俱盛，食物易消，故食无时。然肠胃尚脆而窄，若稠黏干硬，酸咸甜辣，一切鱼肉、木果、湿面、烧炙、煨炒，但是发热难化之物，皆宜禁绝。只与干柿、熟菜、白粥，非惟无病，且不纵口，可以养德。此外生栗味咸，干柿性凉，可为养阴之助。然栗大补，柿大涩，俱为难化，亦宜少与。妇人无知，惟务姑息，畏其啼哭，无所不与，积成痼疾，虽悔何及，所以富贵骄养，有子多病"。何谓有节，《万氏家藏育婴秘诀·鞠养以慎其疾》云："按陈氏曰小儿宜吃七分饱者，谓节之也。"不过小儿无知，见物则爱，岂能节之。节之者，实则"父母也"。若父母

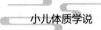

不知，纵其所欲，则"如甜腻粑饼、瓜果生冷之类，无不与之，任其无度，以致生疾，虽曰爱之，其实害之"。强调了父母的饮食习惯影响着日后小儿体质状态的形成。《陈氏小儿病源方论》中的"养子十法"，即"要背暖、要肚暖、要足暖、要头凉、要心胸凉、勿令忽见非常之物、脾胃要温、儿啼未定勿便饮乳、勿服轻朱、宜少洗浴"，强调生活起居对小儿体质状态的影响。陈氏在"养子调摄"中还强调，"养子若要无病，在乎摄养调和"，如"吃热，吃软，吃少，则不病；吃冷，吃硬，吃多，则生病"，宜"忍三分寒，吃七分饱，频揉肚，少洗澡"。小儿的日常调理也很重要，《儿科要略》也指出："婴孩衣服，不可过暖，过暖则令筋骨柔弱，宜时见风日，不见风日，则令肌肤脆软，往往成童之儿，体质软弱，动辄感冒，实由襁褓时所造成者，不在少数也。"小儿应多晒太阳，适量运动，"玩好"才能"长好"。《景岳全书·小儿则》说："小儿饮食有任意偏好者，无不致病，所谓爽口味多终作疾也，极宜慎之。"以上论述了饮食、起居、运动影响小儿的体质状态和由体质状态而导致的非健康倾向。小儿体质状态与父母的饮食习惯息息相关，父母健康的饮食观念和正确的日常养护对于小儿健康体质的形成具有重要意义。

总之，关于小儿体质从《黄帝内经》开始就有论述，古代医家充分认识到体质状态对小儿生长发育、易患疾病、调治原则的影响。这为现代医家更进一步地研究小儿体质学说奠定了理论基础，也为小儿体质学说在临床上的应用提供了借鉴。

二、小儿健康体质状态释义

什么是小儿健康体质状态？目前还没有清晰的界定，很难用一句话评判，小儿健康体质状态之所以难以界定是基于三个原因：一是小儿是一个不断生长发育的生物体，而且这种生长发育是迅速的，是一个量变加质变的过程。因此，其健康标准随时间累加而量变，也随时间累加而质变。就像语言发育到一定程度，会促进智力、心理、社会适应能力的变化一样。运动能力的不断提高，不仅促进肌肉、四肢的健康发育，也会带来认知能力的提高。二是小儿健康标准具有一定的群体类同特性。也就是说，小儿健康标准应该与同年龄段相比对，甚至不同地域、不同环境下生长的孩子其健康状态标准也会不同，如1岁孩子的形体运动能力、认知能力是否正常，应与大多数1岁孩子的群体作比较。在认知、心理、智力发育上也应与成长环境、社会环境，甚至自然环境类同的孩子相比较。在社会健康、智力正常评价方面，贫穷地区、发达地区，都会因不同的经济条件、教育程度而不同，所以不能简单地以一个群体或个体健康标准去界定另一个群体或个体。三是小儿健康标准具有一定的个体差异性，其差异可以随时间及生长环境而得到弥补，这种个体差异与同龄群体不能有较大差异，整体和某个方面健康相比也不能差异太大。总之，掌握三个原则：认同差异，差异不大，差异可以后天弥补。若一个群体或个体的健康类比差异较大则提示非健康状态。所以，小儿健康状态标准是基于同龄大多数个体的征象，同时也是理想目标。

小儿健康状态是躯体、精神、心灵和社会的动态完好状态，而不仅是

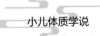

没有疾病。包括身体健康、心理健康、道德健康和良好的社会适应能力。

1. 身体健康

体形匀称，与同龄孩子体重、身高相近，与同龄孩子生长发育速度相近。面色红润，毛发光泽，双目有神，呼吸和畅，唇色红润，精力充沛，嬉戏愉悦，活泼好动，睡眠安稳，饮食均衡，二便通畅。身体健康在中医表达为体质平和，阴阳相对平衡，气血调和。

2. 心理健康

智力发育正常，情绪良好，心理特点符合年龄段，应激反应适度，与人相处交流容易，对外界环境变化敏感，注意力较集中。

3. 道德健康

倾向性保持积极、高尚和完美的状态。包括不以损害他人利益来满足自己的需要，具有一定的辨别真与伪、善与恶、美与丑等是非观念，对待小朋友友善，乐意帮助别人，喜欢做好事，尊敬老师，孝敬长辈，能按照社会行为的规范准则来约束自己及支配自己的思想和行为。只有身体健康、心理健康、适应社会、道德健康才是真正的健康。

4. 良好的社会适应能力

较易适应社会环境，能较早处理个人生活事宜，有良好的礼让行为，对社会活动有较强的兴趣和参与意识，学习习惯良好，有一定的抗压能力，有一定的信心和勇气。

三、小儿体质学说术语表达释解

1. 小儿亚健康状态

状态是人或事物表现出来的形态。人体状态通常分为三种，即疾病状态、健康状态以及介于疾病和健康之间的亚健康状态，也有人叫第三状态、中间状态、次健康状态、健康低质状态、灰色状态。这些称谓都有一定的临床意义，只是强调点不同，我们可以用图 1 大体表达对小儿机体三种状态的认识。人体是否存在亚健康状态，学术界有争议，多数学者认同亚健康状态的称谓，而且也一直广泛地使用这一称谓。其实疾病和健康都是一种状态，而这种状态是机体的一个范围，是机体变化的一个过程，其内涵也是随着人们认识的深入在不断发展和变化，如某些躯体疾病或心理疾病，过去认为是健康的，现在认为是疾病。同样过去认为是疾病的，现在认为是健康，如人体自然衰老过程中的一些现象，像关节退化、视力下降、性功能减退等。因此，亚健康状态的提出有其合理性和临床性。大凡处于非健康状态，又不归属明显疾病状态的人体状态均可以归属为亚健康状态。亚健康状态的提出对于健康状态促进、疾病预防有着积极意义，切合中医养生保健的理念，也体现中医治未病的思想。因此，亚健康概念也为中医广泛借用。相对于成人亚健康状态，小儿也存在亚健康状态，只是小儿亚健康状态较成人亚健康状态有所不同，小儿不是成人的缩影，其亚健康状态的表现、产生的机制均异于成人。事实证明，小儿亚健康状态同样广泛存在，它更靠近（趋向）疾病状态，而且更具可逆性、可变性、交叉性。开展小儿亚健康状态的研究有利于促进小儿的生长发育，减少疾病的发生，是小儿养生保健领域的重要研究内容。

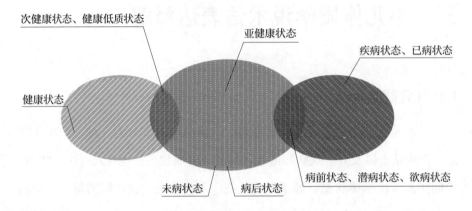

图 1　小儿机体三种状态示意图

2. 小儿亚健康状态易疾病现象

　　小儿亚健康状态是一种非健康、非疾病的状态,但是,许多时候这种第三状态更加接近疾病状态。如在现代医学呼吸系统中的感冒、咳嗽、哮喘、扁桃体炎等疾病,在机体出现亚健康状态中的气虚体状态、阳虚体状态、热盛体状态、痰湿体状态等偏颇体质状态时极易发生上述疾病。而在中医,上述疾病的不同证型阶段,许多症、征要素与小儿亚健康状态的症、征要素类同,甚至是主要要素。如气虚型感冒中的气虚体症、征要素;寒型哮喘的阳虚体症、征要素,痰湿咳嗽或痰湿肺炎喘嗽中痰湿体症、征要素等。所以,小儿亚健康状态不同于成人,其亚健康状态更容易转化为疾病状态,这就是小儿亚健康状态的易疾病现象,易疾病现象就是易发生某些疾病的现象。

3. 小儿亚健康状态的逆变性

　　小儿亚健康状态广泛存在于小儿的生长发育过程中,基于小儿的生理特性，这种亚健康状态总是处于变化中，这种变化是多变的，而且是可以逆转的。小儿亚健康状态中的偏颇状态可以多种状态兼有，其梯级也可以呈动态变化，比如同一个孩子，可有积滞体、热盛体、高敏体等，这种梯级也不是一成不变的，小儿亚健康状态的逆变性受多种因素的影响。小儿亚健康状态的逆变特性，其生理基础是"脏腑娇嫩，形气未充""脏气清灵，易趋康复""纯阳体""稚阴稚阳体"等生理特性。

4. 小儿非健康倾向

小儿非健康倾向是指小儿的机体状态处于非疾病状态，但也并非处于健康状态，实际上是一种非疾病、非健康的中间状态，也就是小儿亚健康状态。小儿非健康倾向通常用于描述小儿的机体状态由健康状态向非健康状态转变的倾向。若在亚健康状态中用此术语通常表达这种亚健康状态向疾病状态发展的趋向性。

5. 小儿不同偏颇体质状态易发疾病、易发症状

这是指小儿不同偏颇体质状态下易发疾病、症状、体征。小儿不同偏颇体质状态易发疾病和易发症状：久咳、易感冒、易咳喘、易发热、易乳蛾（扁桃体炎）、易口疮、易积滞、易鼻窒、易针眼（睑腺炎、麦粒肿）、易腹泻、易荨麻疹、易湿疹（湿疮）、易鼻衄、易哭啼、易跌仆、易喷嚏、入寐难、浅寐、多动征、抽动征、嗜睡、多梦、嗜异现象（异食症）、贪食（善食、多食、善饥饿）等，这种现象用"易+"表示，"+"可以是疾病、症状、体征，也可单独用"+"表述，如入寐难、多动征等。总之，"易"冠于首，提示好发、多发、易患。

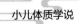

6. 小儿已病状态

小儿已病状态简称小儿已病态，是指小儿机体处于共识的疾病状态，通俗地讲处于明确的患病阶段，这种小儿已病态可以是疾病的各个时期或阶段。小儿已病态被引用到小儿养生保健领域是基于小儿未病态（未病状态）的。已病态也是养生保健的研究范畴，无论小儿还是成人，已病态通常强调的是祛邪、祛病，而基于主动健康思维的中医养生学，更强调实现扶正祛邪，扶正不留邪，祛邪不伤正，减毒增效的目标。在疾病治疗中更多地引入中医养生理念是未来中医临床工作的重点。

7. 小儿未病状态

小儿未病状态简称小儿未病态，是指小儿机体处于没有疾病的状态，同时也没有明确处于健康状态。因此，在养生保健领域，通常指小儿亚健康状态。小儿亚健康状态是小儿养生保健重要的研究领域。

8. 小儿欲病状态

小儿欲病状态简称小儿欲病态，是指小儿机体即将进入疾病状态，也有人叫病前状态、潜病状态。通常表述的是快要患病的一种机体状态，这种小儿欲病态，依据疾病不同，其表现也不同，可以是宏观的症状、体征表现，也可以是某些微观指标的变化，此方面的相关研究较为缺失。也有人将小儿欲病态归属亚健康状态，这是基于非疾病、非健康的思维，也不能认为是错误的，但小儿欲病态在未病这个范围更靠近疾病状态。因此，单独提出小儿欲病态，对于预防疾病发生，阻止疾病复发具有积极意义。如小儿感冒前，往往表现出轻微的喷嚏、鼻痒等症状，将其归属为感冒的欲病态，对避免感冒的过度治疗，阻止感冒的进展有着积极意义。

9. 小儿病后状态

小儿病后状态简称小儿病后态，是指小儿某一疾病状态刚刚结束后的一种状态，从疾病的意义上讲小儿已病态已经结束，但机体并没有处于完全健康状态，实际上也可以理解为疾病过程中导致机体一定程度的损伤，机体组织损伤未修复或某些功能未恢复。这种小儿病后态可以由于疾病本身，也可以由于药物所导致。研究小儿病后态对病后机体康复，减轻疾病干预措施对机体的影响，减少疾病复发，减少并发症具有积极意义。

10. 已病时、未病时、欲病时、病后时

这是基于时间概念上的小儿机体状态，实际上就是指小儿已病态、未病态、欲病态、病后态在时间段上的表达。对于群体性机体状态的临床研究，时常用"时"表达。在预防某些与时间段上相关的疾病，如流感、痢疾、麻疹、水痘等疾病时，我们根据其易发病的时间段，采取一定的预防措施，可减少该疾病的发生，另外，还要防止这些疾病的复发，如在小儿痢疾病后，要防止因饮食不当导致疾病复发等。所以说，"机体＋时"不能完全等同于"机体＋状态"。此四种表述是有一定临床意义的。

11. 未病之人、已病之人、欲病之人、病后之人

这是指处于某种机体状态的某个个体人，如小儿未病之人、已病之人、欲病之人、病后之人。与小儿未病态、已病态、欲病态、病后态表达不同，一个称谓是人，"机体＋人"；一个称谓是状态，"机体＋状态"。其"人"在某些情况下也可以指人群，如欲病人群。

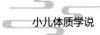

12. 易感人群

易感人群是指对某一特定病因缺乏足够抵抗力的人群。如遇到这种病因后，可能会受到感染或发病。如手足口病的易感人群是小儿。肺炎喘嗽是小儿的易患疾病。风寒外感是小儿的易感因素。又如小儿易乳蛾、久咳等。研究小儿易感人群是预防易感疾病的重要任务之一。

13. 易感环境

易感环境多指某种致病因素导致疾病发生的适宜环境，通常指某些致病因素的易发生季节、场所、环境。如小儿感冒的易发季节是冬、春季。人员相对密集的场所或阴暗潮湿的环境易患时疫性疾病。在过于溺爱环境中生活的孩子易发厌食、疳证、瘾症等。

14. 易感时段

易感时段是指易罹患某种疾病的时间、季节、年份，如哮喘好发于冬、春季，湿热泄泻好发于夏季，暖冬年份易发疫病。也可以指某种致病因素容易致病的时间、季节、年份，如暑假的小儿意外伤害，节日期间的饮食所伤，考试期间的情志致病，季节交替时的外感致病等。

15. 易感状态

易感状态是指小儿易感触某种致病因素或易罹患某种疾病的个体或群体的机体状态。这是基于个体或群体处于某种偏颇机体状态，而这种机体状态易感触某些致病因素，易患某些疾病或有患这些疾病的趋向。如积滞体状态的孩子易感外感病因，更易患外感病，同时更易被乳食所伤，从而引起吐、泻、滞、疳等脾系疾病。易感状态强调的是不同机体状态对致病因素的敏感性不同,对致病后的病理反应也不同,所以,罹患的疾病也不同。小儿的易感状态是动态变化的,这种动态变化受多种因素的影响。研究小儿的易感机体状态对疾病的预防、早期干预具有积极的意义。

16. 小儿体质状态辨识

小儿体质状态关系到小儿的生长发育,影响着孩子的整体健康,关系到小儿发病因素的易感性,体现出不同的病机、不同的演变规律,也导致不同的疾病发生。总之,小儿体质状态是评估小儿健康与非健康、预测疾病发生倾向的重要基础。因此,开展小儿体质状态辨识的研究和应用,对小儿的健康维护、疾病的预防有着积极的临床意义。小儿体质状态辨识是对小儿体质状态评价行为的表述,而小儿体质状态辨识方法,则是指对小儿体质状态评估的措施。小儿体质状态辨识技术则是指对小儿体质状态进行辨识过程中的具体技术手段、步骤、流程、技术操作规范。

小儿体质状态辨识系统是指将小儿体质辨识技术、方法和量表转换成计算机的语言,用计算机语言存储临床数据,通过计算机对小儿体质状态进行评估的一套工作系统。

小儿体质状态辨识仪是指依据小儿体质状态辨识系统而开发的一种硬件设备,用于小儿体质状态的评估或测评,是一种中医的健康检测设备。小儿体质状态辨识仪是小儿体质状态辨识系统的载体,它可以体现出小儿体质状态辨识系统的功能,其实可以理解为"辨识仪"是硬件,"辨识系统"是软件。最早开发小儿体质状态辨识系统和小儿体质状态辨识仪的是国内某医疗科技有限公司,该公司生产并销售了我国第一台小儿体质状态辨识仪(依据笔者研究小儿亚健康状态的成果而开发的)。

小儿体质状态评估,也叫小儿体质状态测评,与小儿体质状态辨识表达的意义是一致的,都是对小儿体质状态进行确认的一种行为。

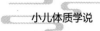

17. 小儿体质状态梯度评估

小儿体质状态梯度评估是指对小儿各偏颇体质状态依据主次进行顺序表达的一种行为，也是进行小儿体质辨识、评估、测评的行为。将各偏颇体质状态依据分值由高到低排序，通常将分值较高的表达在第一位，依次是第二、第三位，超过体质状态总积分30%的都有一定的临床意义，临床医生可以根据小儿偏颇体质状态的梯度，结合临床实际制订调理方案，以达到纠偏的目的。

相关专家对小儿偏颇体质状态梯度进行分析、评估、预警，给出更加符合临床实际的分析评估结论以指导调理方案的制订，通常梯度评估应有纸质版或电子版的梯度评估报告。小儿偏颇体质状态梯度评估要由专业的临床医师、儿童健康体检师、儿童保健师、治未病医师、健康管理师、中医养生医师或相关工作者来进行并发送评估报告。相关工作者应依据小儿偏颇体质状态梯度结果，结合被评估对象既往信息和临床实际综合分析后做出梯度评估结论。

18. 小儿体质状态的多变性

小儿体质状态具有多变性的特点。所谓多变，一是指一个孩子可以具有多种偏颇状态，只是梯度不同；二是指偏颇体质状态受多因素影响，是动态变化的，也就是说其梯度的排序是变化的；三是指小儿偏颇体质状态容易逆转，这也符合"脏气清灵、易趋康复"的生理特点。我们将小儿偏颇体质状态的这种多变现象称为小儿体质状态多变性，这为小儿偏颇体质状态的干预提供了理论支持，有利于小儿偏颇体质状态临床干预方案的制订、完善、修改。

19. 小儿亚健康状态的相关因素

小儿亚健康状态的相关因素是指形成、影响小儿亚健康状态的各种因素，通俗地讲就是容易引起小儿亚健康状态那些因素，其实质也是形成小儿偏颇体质状态的因素，如先天因素、乳食因素、外感因素、情志因素、环境因素、医源因素、生活起居因素、睡眠因素、运动因素、监护人因素等。

20. 小儿偏颇体质状态的先天因素

小儿偏颇体质状态的先天因素有以下几种情况：一是由于父母体质状态的影响，可能基于基因的因素；二是备孕期间的影响因素、孕期的影响因素；三是产后至大约 1 岁的影响因素。备孕因素包括父母备孕的年龄，通常父母备孕的年龄在 20~28 岁较为适宜。过早或过晚受孕（妊娠、怀孕）都会增加孩子出生后的健康风险，这也是偏颇体质状态的基础因素。所以，适龄受孕非常重要。备孕期间男女双方应保持心情愉悦、营养均衡、起居有常、劳逸结合，这是备孕的良好条件。如果睡眠障碍、饮食不节、情志不遂，则会直接影响受孕的质量，甚至不易受孕。因此，备孕期间男女双方保持健康状态是备孕的基础条件。

受孕时间尽管没有统一要求，但是依据"天人合一""道法自然"的摄生之道，选择冬季备孕、春季受孕较为合理，迎合春播、夏长、秋收、冬藏的四时顺应之道。

孕期更是影响孩子出生后健康的关键时期。因此，孕期的各种不良刺激因素，其强度、持续时间，或孕妇的敏感性均会不同程度地影响日后孩子的机体状态。情志因素、起居因素、饮食因素、劳逸因素、环境因素、社会因素、疾病因素、药物因素，还有射线、声音、光照等都会影响孩子日后的体质状态。

产后包括出生过程、月子期间及出生后至大约 1 岁这一时间段，也是孩子未来健康的一个重要阶段。顺产是指在有安全保障的前体下，让胎儿经阴道娩出的分娩方式，也称自然分娩，在通常情况下提倡自然分娩，自然分娩更有利于孩子日后的健康。生产过程中的所有危险因素均会不同程度地影响孩子的健康状态，如难产、产伤、胎怯等。月子期间母亲的情志、饮食、起居、疾病、劳逸也会直接或间接影响孩子的健康，这个时期的孩子由于要建立自己独立的"脾主运化、肺主宣发、肝主疏泄、心主血脉、肾主封藏"等功能，因此这个时期的所有不利因素均会影响到孩子的五脏功能，也是日后影响孩子健康的先天因素。之所以将孩子出生后的一段时间也归入先天因素，这是基于孩子出生后自身"脏腑娇嫩、形气未充"这一生理特点。此期仍同在母体内一样，得热则热，得寒则寒，极易受到影响。1岁内是孩子养成良好饮食习惯、睡眠习惯、二便习惯的重要时期，而这些习惯是未来健康的重要条件。同时，这个时期也是始语、始步、始齿、始视、始志、变蒸的重要阶段，这个时期的生长发育均会对今后的机体产生影响。所以，将出生后一段时间归入先天因素具有临床实际意义。

21. 小儿偏颇体质状态的乳食因素

乳食不节是小儿疾病的主要因素之一，同时也是影响小儿体质状态的主要因素之一。我们知道小儿的机体状态大部分处于亚健康状态，而乳食不节是导致这种亚健康状态的主要危险因素，也就是说小儿这种亚健康状态所表现的多种偏颇体质，直接或间接受乳食因素的影响。在病因学中乳食不节是许多小儿常见病的病因，在小儿体质学说中，它则是亚健康状态最主要的影响因素。研究乳食因素对小儿体质状态的影响是基于中医"治未病"的理念，对小儿疾病预防具有积极意义。

1）乳：母乳、牛乳、羊乳、人工乳。

2）食：各种食物，含谷类、肉类、蔬类、果类等天然食物，包括多种人工食材、半成品食材。

3）不节：不节制、不适当、不合理、不安全、不禁忌之意。包含乳食的质量、数量、品种、时间、禁忌、冷热、五味、软硬、搭配、烹调、安全、时令、地域。

质量：过好、过差。

数量：单一、过杂。

品种：食材品种没有因人、因年龄而异。

时间：就餐过程不定时（一顿饭吃很长时间），就餐不定时（不按时按点吃饭），餐前、餐后不备时（吃饭间隔时间太短，没有让胃肠有准备时间，也含运动后马上就餐或就餐后马上睡眠，夜奶较多）。

禁忌：某些食物不节制，某些食物不禁止。其禁、忌、节均应因人、因时、因地而异，如夏季冷食适度节，冬季就要禁，阳虚体要禁，其他体质应节，久食冷食要禁。南方、北方不同，潮湿、干燥地区亦不同。

冷热：吃热不吃冷，热不过度，冷不长久、不过度。

五味：不可五味过度，要因人、因体质不同而五味的调配不同，并应考虑年龄、季节不同。

软硬：吃软则不病，应因时、因人而异，年龄越小越软，随着年龄的增大应适当硬食，锻炼牙齿和肠胃。晚上以软为主。气虚体以软为主，肝火体可适当硬些等。

搭配：应荤素搭配、果蔬搭配、五色搭配、五味搭配，搭配也应因人而异或因时而异。

烹调：少煎炸，粥养胃，调味不可过度，粗茶淡饭较宜。不宜让食物过度细腻，如豆浆机、料理机等的使用。

安全：选天然与非天然食物时，要注意农药污染、食品添加剂等问题。

时令：非时令季节食材不宜摄入太多。

地域：一方水土养一方人，跨地域的食物不宜摄入过多。

22. 小儿偏颇体质状态的外感因素

同小儿病因学说一样，小儿外感之邪是指风、寒、暑、湿、燥、火六淫之邪，也含由皮毛、口鼻侵犯的疫疠之邪。外感因素的入侵路径通常是肌肤、皮毛、九窍（双眼、两耳、两鼻孔、口、前后二阴）。六淫和疫疠之邪除导致疾病外也影响小儿体质状态，受邪气之轻重、持续之长久、正气之强弱的影响。邪轻正弱可累及；邪轻正不弱，若持久亦累及；正强而邪甚亦累及；邪甚正盛持久亦累及。六淫之邪，由六气异变而生，其异为淫，必因发生太过、发生不及或非其时而有其气（图2）。如风、寒、暑、湿、燥、火六气太过，机体难应，则为六淫；风为春令，春风太过，则易害人，反之，春主风气之令，却风气不及，亦害人体；若春令主气为风，却湿气过盛，其为非其时而有其气，也成为害。

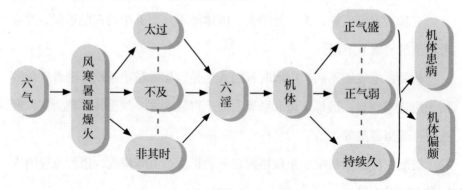

图2　六气淫变影响机体示意图

23. 小儿迟长

小儿迟长是指小儿生长过程中，其体重、身高较正常小儿的数值低，体重、身高不达标。或孩子在某个阶段身高、体重不再继续增长或增长明显低于应该增长的平均数值。某个阶段的孩子生长缓慢不代表当时的体重、身高不达标，只是某一个阶段长得缓慢。小儿迟长可因为疾病，也可因为亚健康。迟长也是小儿亚健康状态的一个特征，又是小儿亚健康的一种非健康倾向。

24. 小儿调理

人们共识的小儿年龄范围是指 0～18 岁，实际临床中多指性发育未成熟前的年龄段，最高年龄可能 18 岁，通常在 14 岁以下。

调理，有调整、纠偏、理顺、维护、保养、调养之意。其实就是运用中医多种方法和手段重新平衡或保持机体健康状态之意。小儿调理就是调理小儿机体状态，使其机体状态趋向平衡，保持稳定，通常用于小儿机体出现了偏差或健康低质状态、亚健康状态。总之，小儿调理最好用于机体未形成疾病状态前，是中医小儿预防保健的重要理念。

25. 小儿调理人群

小儿调理人群是指调理理念、方法、技术所应用的目标人群。通俗地讲是将需要调理的所有小儿群体对象都叫小儿调理人群。如小儿未病人群、亚健康状态人群，甚至已病人群，调理的目的是健康保持，亚健康纠偏，已病状态减害增效，病后康复。小儿亚健康人群是小儿调理的主要群体，其状态所占比重与成人接近，大约 75%。

26. 小儿调理时机

小儿调理时机是指调理小儿机体状态所选择的时间节点，通俗地讲就是调理的时间、时候、时机。选择调理的时机，是调理小儿机体状态的切入点，是获得最好调理效果的基础。也可以理解为在什么时间或在什么时候进行小儿调理。调理的时机常有以下几种情况：

1）季节交替的时候：六气更替、变化多端，变换较速，小儿稚阴稚

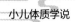

阳之体，自稳能力差，寒暖不能自节，易导致机体失衡，故此时调理的目的在于预防疾病，提升机体的适应能力。秋末冬初、冬末春初都是小儿外感疾病的高发之时，此时调理有助于预防小儿外感疾病。

2）气候突变的时候：六气突变则为外感之邪，临证多见外感致病。只有六气突变才有可能成为淫邪而致病，又因小儿脏腑薄、藩篱疏，此时六气突变，易致外感病。所以，气候突变的时候，调理小儿机体状态是预防小儿外感疾病的重要方法。气候突变有当热不热而突然变凉，当寒不寒而突然变暖，当寒而寒甚，当热而热甚，当风而风剧，当燥而燥甚，当湿而湿重。也包括热久、寒久、风长（多风持久）、暑长、湿久。

3）居住环境改变的时候：指小儿常住环境突然改变的时候，如异地生活、境外生活，跨度较大的地域变化，乡村与城市，南方与北方等。突然较大跨度的地域变化，小儿机体状态不能适应，自我调整能力又不足，容易出现机体偏差、失衡，甚至导致疾病。此时调理有助于机体失衡状态恢复，提高机体的适应能力，减少因失衡而导致疾病的概率。有时候同一个地域，家庭居住环境突然的改变也可以引起小儿机体状态的失调，这可能是由于不同家庭居住环境的差异，或不同家庭生活习惯的差异所致。

4）健康危险因素暴露的时候：是指小儿暴露在某种健康危险因素的时候，虽然还没有导致疾病，但此时调理机体却可避免或减少那些危险因素对机体的影响，如疫病接触后、过度劳累后、饮食不节后、惊恐惊吓后、情志不遂时、过寒过热时等。调理的目的是避免或减轻这些因素对健康的不利影响。

5）遇到疾病危险因素的时候：是指那些可能导致疾病发生的因素作用于小儿机体的时候，如传染病暴露时期、明显的饮食所伤及六淫所伤等。调理的目的是避免或减少患病的可能性。

6）学习紧张的时候：学龄孩子，每到学习紧张，尤其考试前期或考试期，多表现情志不遂、精神紧张、劳逸不节、睡眠失常等，易引起机体阴阳失衡、脾胃不和、肝脾不和等失调状态。此时调理的目的是避免这些健康危险因素对身体健康造成的影响。

7）幼儿园刚开学时：小儿由休假的家庭环境突然进入群体生活环境，加之春秋季节传染性疾病或某些感染性疾病极易在群体中互相影响。因此，此时调理的是机体状态，尤其是调理机体免疫状态和肠胃功能状态，目的在于减少疾病的发生，协助孩小儿机体适应这个时候的变化，维持机体健康状态。

8）药物服用时候：某些药物使用过程中或使用之后机体受药毒（药物毒性）的影响或损伤，此时调理，目的在于避免或减轻药物对机体的不利影响和伤害。也可以通过调理提升机体对药物有效性的应答，有人称"减毒增效"作用。药物的应用不当包括持续过久、用量过大、种类过多等，即使用药合理，也可因个体机体状态的差异而影响机体健康。小儿机体柔弱，纯阳之体，其对药物的敏感性强，疗效较成人更加明显迅速，但也较成人更加不耐药物的克伐，以致伤害机体，甚至导致药源性疾病。

27. 小儿调理状态

小儿调理状态是指调理小儿的机体状态，通俗地讲就是小儿的哪些机体状态需要调理。通常有以下几种状态，当这些状态出现时，应该给予调理，以纠正偏颇，保持健康或辅助治疗疾病。

1）小儿偏颇体质状态：小儿偏颇体质状态有多种，常见的有积滞体状态、气虚体状态、热盛体状态、高敏体状态、阳虚体状态、痰湿体状态、怯弱体状态、肝火体状态。

2）小儿欲病状态：调理这种状态以使机体不发展为疾病状态或减少疾病状态的发生概率，这对易发、易复发疾病有未病先防的积极意义，如

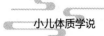

小儿哮喘、小儿反复上呼吸道感染、慢性咳嗽等。

3）小儿亚健康状态：其实已包含于小儿的偏颇体质状态了，只是换了一种表述方式。处于小儿亚健康状态的各种状态均可以通过调理使其趋向健康状态。

4）小儿疾病状态：在小儿疾病状态下介入调理的理念，可辅助治疗疾病，减轻祛邪过程中对正气的损伤，也可以理解为"减毒增效"。另外，调理的目的之一是扶正。因此，扶正祛邪是疾病状态下调理的指导思想，有利于实现祛邪之中减少伤正的目标，特别是对长期应用化学药品治疗的疾病更有意义，如肿瘤、白血病、风湿病等。

5）病后状态：疾病对机体的影响，一是疾病本身对机体的影响，二是疾病治疗中各种干预措施对机体的影响，二者均会造成病后机体仍处于某种非健康状态，调理的目的是修复机体的非健康状态。

6）健康状态：健康状态的调理目的是对健康状态进行保持。

28. 小儿调理原则

小儿调理原则是指调理小儿要遵守的策略，也可以理解为调理小儿机体的指导思想、基本思路。

1）调理方法的多样化原则：调理是一个综合过程。要获得调理的良好效果，就必须运用中医的多种方法，包括药物调理方法、针灸推拿调理方法、膳食调理方法、情志调理方法、运动调理方法等。

2）调理的经常化原则：机体的非健康状态因人、因时、因地而异，会有不同的机体非健康状态。因此，调理机体状态是一种经常化的行为，不宜即兴作为。既然养生是一种生活态度，是一种生活方式，那么调理应时时融入这种生活方式，所以调理就应该是一种经常化的行为。

3）调理的"三因"制宜原则：调理是依据机体的非健康状态而实施

的一种养生保健方法,其调理应遵循因人而异、因时而异、因地而异的原则。因人而异,也可以理解为辨体调理,同样的偏颇体质,因人而调。因时而异,是指调理应依据不同的季节、时令而实施调理,四季养生、节气养生都是因时而调。因地而异,指调理应遵循地域不同而异的原则,如南方、北方地域不同而气候不同、六气不同,其调理的目的和方法就应有所不同。

4)调理的平和原则:调理的内涵是调整、理顺、纠偏。因此,调理是一种求和的原则,不可过于峻猛,操之过急,更不可出现纠旧偏、生新偏的情况,应以求机体之平和为目的,即求得机体的阴阳和平,以达"阴平阳秘"。尤其是小儿调理,其用法、用术、用药都应该力求中庸,作用中性平和。

29. 小儿调理方法

小儿调理方法是指调理小儿机体状态的方法。小儿调理方法依据调理的路径分内调和外调,内调是指通过胃肠途径对机体进行调理的方法,也叫内调法,如茶饮、药膳等。外调是指除上述以外所有的调理途径,也叫外调法,如药浴、敷贴、推拿、艾灸、拔罐、针刺等。依据调理实施者不同分被调、自调,被调是指调理方法的执行者是他人或设备,自调是指调理方法的执行者是被调理者自己。

30. 小儿调理技术

小儿调理技术是指调理小儿机体状态的具体技术操作手段,包括操作的步骤、时间、强度、序贯、部位等,通常指具有调理效能的技术标准操作规范(SOP)。小儿调理原则、小儿调理方法、小儿调理技术,三者表达的都是指小儿调理的内涵,但是侧重点不同。调理原则表达的是调理的指导思想和理念,大方向、大策略;调理方法是讲小儿调理执行者该做什

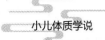

么；调理技术是讲小儿调理执行者怎么做。

31. 小儿健康危险因素

　　小儿健康危险因素是指影响或危害小儿健康的原因。致病因素可以危害小儿健康，因此，小儿病因学中的多种致病因素应当包括在小儿健康危险因素之内。通常小儿健康危险因素多指影响或危害了小儿的健康，但还没形成疾病的一种状态。如饮食不节、睡眠异常、运动不当、起居失常、情志失调、过度诊疗、衣被过厚、环境不宜、过度溺爱或关爱不及等。

32. 小儿疾病危险因素

　　小儿疾病危险因素是指导致小儿各种疾病的因素，通常指致病因素或诱发疾病的因素。诱发因素则多指导致疾病的间接因素。

33. 小儿健康肠胃

　　小儿健康肠胃是指小儿的脾胃功能正常，特别是消化、吸收、二便功能正常。中医的肠胃通常指脾胃、大肠、小肠，包括现代医学的消化系统，但不仅限于消化系统。小儿的肠胃健康关系到小儿的生长发育、免疫平衡、情志调畅，即所谓的"百病皆由脾胃衰而生也""四季脾旺不受邪"。

34. 小儿健康睡眠

　　小儿健康睡眠是指小儿睡眠正常，睡眠正常包括睡眠的质量、数量和节律的正常，三要素构成了小儿的健康睡眠。睡眠的质量差或数量不够，或睡眠不规律均会影响小儿的健康状态。长期非健康睡眠会影响孩子的生长发育、免疫平衡、肠胃功能、心理发育等。同时，过度的睡眠、嗜睡也属于非健康睡眠，如肥胖、遗尿、痰湿体状态常常过度睡眠。夜啼、夜惊也属非健康睡眠状态。

35. 小儿情志调畅

小儿情志调畅是指小儿情志正常，喜、怒、忧、思、悲、恐、惊七情无不及、无太过。通常小儿七情发育尚未成熟、完善，处在快速成熟和完善阶段。因此，小儿情志受周边成年人的影响较大，也可理解为受身边"情场"的影响较大。因小儿七情发育还未成熟，心地单纯，因情志不及或太过而导致的疾病较少。但是随着社会发展的变化，尤其孩子受视频、网络非健康内容的影响越来越多，小儿情志失调的情况也就越来越多。小儿时期的持续情志不畅，会显著影响孩子日后的整体健康，身心同病越来越多。因此，维持小儿情志调畅更显重要。

36. 小儿免疫平衡

小儿免疫平衡是指小儿的免疫功能平衡正常。从现代医学讲，小儿免疫功能的过强、过弱都属免疫功能失衡。而在中医看来，小儿免疫平衡，多指小儿的抵抗能力正常，抗病能力好，属中医卫气强、卫外固、腠理密实、阴阳平衡、阴平阳秘、阴阳调和的范围，借用现代医学术语表达更容易理解。总之，指小儿的抗病能力或免疫反应正常。

37. 小儿活力旺盛

小儿活力旺盛是指小儿精神状态良好，双目有神，活泼好动，哭声洪亮，精力旺盛，属中医有神、得神的范围，反之属小儿活力不及。小儿活力旺盛不包括小儿的异常精力旺盛或过度旺盛，如躁动、急躁易怒、暴力倾向等。小儿活力不及、不旺盛，多指小儿精力不旺盛，如少气懒言、倦怠乏力、喜静恶动、少言多睡、双目无神等。

四、小儿体质学说的基本概念

　　小儿体质学说，是研究小儿体质状态特点、分布规律、生理基础、影响因素、临床表现、非健康倾向预警、偏颇纠正的学术行为。因研究的侧重点不同，其学说观点也各异。但研究的主要内容都是小儿体质状态，那么什么是小儿体质状态呢？小儿，通常的医学定义是以性成熟作为年龄节点，但因为小儿的性成熟时间有个体差异，笔者认为无论男女，小儿的定义应界定为 14 岁以下，因为这个年龄段大多处于性未成熟或性发育早期阶段，更多具有小儿的特点。小儿体质，是指孩子出生后所表现出来的形态、功能以及在外界诸多因素影响下所表达出的相对规律性特征，具体表现：①小儿体质表达在人体形态发育上的不同特性，如形态、姿态、重量、营养状态等方面。②小儿体质表达在生理功能上的不同特性，如各系统功能的强弱、多少、完善及成熟速度等方面。③小儿体质表达在四肢、骨骼、肌肉、筋膜运动上的不同特性，如力度、速度、耐力、灵敏性、柔韧性、协调性等方面。④小儿体质表达在心理上的不同特性，如感知、感觉、社交、交流、胆量、理解能力等方面。⑤小儿体质表达在适应能力上的不同特性，一是对内环境变化的自我适应能力及自稳能力；二是对外界环境变化的自我适应及调节能力，如抗寒、抗热能力，也就是对风、寒、暑、湿、燥、火六气的适应能力及抗疫疠之气能力。⑥小儿体质表达在病理变化上的不同特性，一是对风、寒、暑、湿、燥、火六淫致病易感性的不同特性；二是对疾病的转归、传变及病后修复的不同特性。⑦小儿体质表达在对疾病干预措施敏感性上的不同特性，如药物配伍、药物归经、四气五味等方面。

上述是基于古今对小儿体质学说认识基础上总结的基本概念。之所以在小儿体质上不提"基于遗传因素"，不提"相对稳定"，这是基于小儿体质虽然受遗传因素影响，但在小儿阶段其表达不够明显，就像植物、动物一样，初期的小苗、小崽状态往往与长大后的植物状态、动物状态有较大程度的不同，越长大越接近它的母本特征，小儿也是如此，所以我们不必过度强调小儿体质的稳定性。又因为小儿体质受外界影响较大，即后天因素的影响更加明显，与成人比较其不稳定特性更加显著，这同样像早期发育的植物、动物一样，幼小时期更容易受外界的影响，而一旦成熟，那么它对外界的适应能力就会增强，稳定性也就更固化些。

五、小儿体质学说的中医生理基础

小儿体质状态显著受生理特点的影响，这已成众多学者的共识。其生理特点是小儿体质形成、变化、非健康倾向、偏颇干预的基础。因此，研究小儿体质状态应首先研究小儿生理特点以及对体质的影响。

1. 脏腑娇嫩，形气未充

脏腑娇嫩，是指小儿出生至成人前，其五脏六腑的形态较为柔嫩。脏，指五脏；腑，指六腑，包括奇恒之腑等所有的脏器，泛指脏象中的所有内容。娇嫩，娇弱、柔嫩之意，在这里包含了两个层面的意思：一是五脏六腑的形态娇嫩，含大小、形状之娇嫩，如小儿的心，在现代影像学下所占的比例较大，形状也与成人有较大的不同，而且随年龄的增长其形状又有所不同，肝脏所占的比例也较大；二是指功能娇嫩，五脏六腑的功能活动较为柔弱，包括功能的强弱以及自我调控能力等。如肺娇嫩，肺主呼吸的功能娇嫩，所以小儿易外邪犯肺形成肺系疾病。脾娇嫩，脾主运化的功能娇嫩，指脾主消化食物的功能较弱，特别是对肉类食物、较硬食物的消化能力弱，因此小儿更容易因饮食不节而形成积滞，这是小儿积滞体状态形成的主要生理基础。也正因为小儿脾娇嫩，所以小儿饮食才应"宜热、宜软、宜少"，如此才不生病、少生病。小儿肝娇嫩，小儿经筋刚柔未济，七情失和，无论是太过还是不及，更容易为外界情志所伤，故小儿易怒、易哭，更容易形成小儿肝火体状态或怯弱体状态，从而易出现多动征、抽动征、习惯性摩擦综合征、瘾症、厌食、嗜异现象等非健康倾向。心娇嫩，指心的功能娇嫩，小儿原本心娇嫩、神气怯弱，较成人更易惊、易喜，心智也尚未完全成熟，正因为如此，患病后容易导致心阳虚衰、心血瘀阻、心血不足等各种心系疾病。肾娇嫩，指肾司二便、主生殖的功能娇嫩，小儿肾之阳气娇弱，故易形成阳虚体状态、怯弱体状态，更容易为惊恐所伤，更容易出现迟长、遗尿、孤独症、五迟五软等非健康倾向。

形气未充。形，指形体，有形之体，包括四肢百骸、筋肉、骨骼、精血、津液、皮毛、爪甲等有形组织器官。气，泛指功能，在这里指各脏腑功能活动，这与"脏腑娇嫩"中的第二层意思相同。当然，也包括五官、四肢、皮肤、玄府（又名元府，即汗孔）以及各种感觉功能。未充，是不成熟、不完善、不充实的意思，可以概括为小儿的有形之体和各种功能活动均未成熟、未充实、未完善，也正因为如此，各脏腑组织器官，各功能活动正处在不断成熟、完善、充实阶段。《陈氏小儿病源方论·养子十法》说："小儿一周之内，皮毛、肌肉、筋骨、髓脑、五脏、六腑、荣卫、气血，皆未坚固。"其大意指的就是"形气未充"。《灵枢·逆顺肥瘦》说："婴儿者，其肉脆、血少、气弱。"指小儿的"形"较脆嫩；"气"较柔弱，未充实、未成熟、未完善。《诸病源候论·养小儿候》说："小儿脏腑之气软弱。"指的就是各脏腑功能软弱。《小儿药证直诀·变蒸》说："五脏六腑，成而未全……全而未壮。"指五脏六腑虽然成形了，但是未完善、未成熟、未充实。

2. 生机蓬勃，发育迅速

生机，指生命力，活力。生机蓬勃，是指小儿在生长发育的过程中，无论在机体的形态结构上，还是在各种生理功能活动上都在迅速、不断向着成熟完善方面发展，而且发展速度较快，如旭日之初升，草木之方萌，蒸蒸日上，欣欣向荣，这种发展迅速的程度与年龄成反比，年龄越小，发展越快。发育迅速，发育主要指功能活动、心理、情志、智力的发展朝气蓬勃而迅速。如小孩语言发育、学习能力、模仿能力都比成人发育得更快，通常我们形容说孩子的大脑像一张白纸，很容易记录相关的生活和学习的痕迹，也正因为这种形神兼有的迅速生长发育，其对饮食水谷的需求更加迫切，因此也更容易出现偏颇的积滞体状态。又因为心智、情志的迅速发育且稚嫩柔弱，更容易受外界所影响，所以容易形成怯弱体状态和肝火体状态。又因为生长发育迅速，体内代谢垃圾增多，容易产生内热，所以更容易形成热盛体状态。

3. 小儿变蒸学说

"变蒸"一词最早见于《脉经·平小儿杂病证第九》云："小儿是其日数应变蒸之时，身热脉乱，汗不出，不欲食，食辄吐哯者，脉乱无苦也。"以后诸多医家对变蒸的释解益繁，但大意仍指小儿的生理特征。变，是变其情志，发其聪明，概指小儿的心理、精神、情志的发育。蒸，是蒸其血脉，长其百骸，主要是指形体发育。变蒸，统指小儿在2岁以内，由于生长发育旺盛，其血脉、筋骨、脏腑、气血、神志等各个方面都在不断地发育，蒸蒸日上，每经一段时间就会有一些明显的变化，伴随这些变化，会出现一些症状、体征，有些甚至还是病理体征。这种变化与时间节点相关，也会因个体不同而有差异，因此其变蒸的时间也只是一个参考，可以肯定的是绝大部分小儿或多或少的会有这种变蒸现象。如有些孩子因为某种原因引起了发热，发热过后孩子某些语言能力、理解能力、认知能力突然有了显著的变化，民间就有人认为孩子烧一烧会聪明些，其描述的就是这种变蒸现象。笔者认为变蒸现象是存在的，只是这种变蒸因人而异，有的显著，有的不显著，变蒸时间也不是固定的，发热可以是低热的生理之热，也可以是因积滞、外感、惊吓引起的病理之热。从现代医学角度讲或许是因为发热激活了小儿更多的神经功能，或刺激了某些神经递质的分泌，确切机制有待进一步研究。其生理之热多属于偏颇的热盛体状态。

4."三有余，四不足"学说

明代万全根据钱乙的小儿"五脏虚实"理论，提出了"肝有余，脾常不足，肾常虚……心常有余而肺常不足"，后又在朱丹溪理论的影响下，提出"阳常有余，阴常不足"的观点，逐渐形成"三有余，四不足"的学术思想。

（1）阳常有余，阴常不足

"阳常有余，阴常不足"是指小儿在阴阳平衡状态下的相对有余和相对不足，其一是指小儿的阳气功能活动、生机旺盛有余，精血、津液、形体结构不足；其次是指阴阳对比而言，即在稚弱的前提下，阳强于阴。正是由于小儿阴阳之相对不平衡性比成人更为明显、更为突出，才构成了小儿生机旺盛、蓬勃发育的基础。"阴平阳秘，精神乃治"，人体之阴阳只有在相对平衡的状态中才能维系正常的生命活动。小儿为稚阴稚阳之体，阴阳相对稚弱和不完善。由于小儿具有生机蓬勃、发育迅速的生理特性，因此其相对成人对水谷精微的需求更为迫切。生长发育的动力是阳，水谷精气的供给是阴，阴精供不应求，则相对表现为阴的不足。小儿阳多阴少，阳相对于阴有余。由于阳是以热、动、燥为特点，若外邪侵袭，阴对阳的制约功能相对差，发病就容易出现阳、热、实证。在《幼科要略·总论》中也有"襁褓小儿，体属纯阳，所患热病最多"的论述。

（2）肝常有余

肝常有余，可以溯源到《黄帝内经·灵枢·九宫八风》云："风从东方来，名曰婴儿风。"《黄帝内经》中虽未提及"肝常有余"一词，但已初步形成对小儿（婴儿风）生机旺盛，似旭日之初升、草木方萌的认识。肝主人体升发之气，肝气升发则五脏俱荣。小儿生机蓬勃，精气未充，肝阳旺，肝风易动，故有"肝常有余"的生理特点。肝应少阳春木，内寄少阳生长之气，但"少阳之气，方长而未已"。"肝常有余"，主要是指小儿时期肝主疏泄，其性刚而不柔，为将军之官，具有升发疏泄全身气机的功能，并不是指小儿"肝阳亢盛"，正如《万氏家传幼科发挥·五脏虚实补泻之法》中说："云肝常有余，脾常不足者，此却是本脏之气也。盖肝乃少阳之气，儿之初生，如木方萌，乃少阳生长之气，以渐而壮，故有余也。"首先，小儿肺常不足，肝少克制，自然肝常有余。小儿肝之"有余"又是稚弱的、相对的。小儿脏腑娇嫩，形气未充，肝亦不例外。在小儿生长发育过程中，肝亦是从无到有，从小到大，其形与气亦未成熟完善；其次，小儿肾常虚、脾常不足，肝无以滋生；再者，小儿气血尚未充盛，则肝血不足。因此，"肝常有余"是相对的有余，是稚弱的有余，是相对于其他脏腑而言的，并非强实、成熟之谓也。"肝常有余"的生理特点，也预示了小儿病理上容易出现肝火上炎、肝阳上亢、肝气横逆、肝风内动的实证，也是更容易形成肝火体状态的基础。

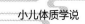

（3）脾常不足

《万氏家传幼科发挥·五脏虚实补泻之法》曰："肠胃脆薄，谷气未充，此脾所以不足也。"《育婴家秘》云："儿之初生，所饮食者乳耳，水谷未入，脾未用事，其气尚弱，故曰不足。"由于小儿脾气未充，消化力弱，而生长发育又非常迅速，对水谷精微的需求较大，脾气相对不足，故"脾常不足"。这种"不足"非指正气亏虚，而是生长发育中形态和功能的相对不足，与成人的脾胃虚弱截然不同。

中医认为小儿脾常不足，脾是后天之本，是气血生化之源。小儿生机旺盛，发育迅速，脾胃担负的"责任"较成人重，加之饮食不能自节，因此，小儿的脾胃功能容易发生紊乱，造成饮食停滞，而出现脾胃疾病，故亦"脾常不足"。再者，小儿"肝常有余"，脾受克制，也使"脾常不足"。小儿"脾常不足"的这一生理特点，也预示了小儿病理上容易出现饮食停滞以及与此相关的病证，更是小儿易出现积滞体状态的生理基础。

（4）心常有余

《黄帝内经》云"心者，生之本，神之处也，其华在面，其充在血脉"，又云"心者，君主之官也，神明出焉"，概括了心的生理功能与特点：心主血脉，主神志。"心为火脏"，火属阳，火与阳为生命活动的动力、源泉。小儿心气、心阳旺盛有余是小儿生长发育的能量和动力。"心常有余"乃自然之有余，而非"心火亢盛"，如明代儿科医家万全所言："心属火，旺于夏，所谓壮火之气也。"由于小儿阴常不足，木火同气，心肝之火易亢；小儿"肾常虚""阴常不足"，水不上济心火，心少克制，故言"心常有余"。而"心常有余"为相对有余，并非强实、成熟、完善之有余。小儿"心常有余"的生理特点，也预示着小儿病理上容易出现心火亢盛、心火上炎的病证。当然一部分小儿热盛体状态的形成也是源于"心常有余"这一生理特征。

（5）肺常不足

"肺常不足"是对小儿肺生理特点的高度概括。小儿时期五脏六腑的形与气都相对不足，有别于成人。肺为华盖，外合皮毛，开窍于鼻，小儿肺脏娇弱，肌肤不密，加之"脾常不足"，脾虚则不能散精于肺，而肺气亦弱，卫外不固，故有"肺常不足"之说。小儿出生后，肺气始用，娇嫩尤甚，需在生长发育过程中，赖脾胃运化之精微不断充养；再者，小儿"心常有余"，肺受克伐，所以"肺常不足"。小儿"肺常不足"的生理特点，预示着病理上容易出现感冒、咳嗽、肺炎、哮喘等肺系疾病。"肺常不足"也是形成小儿气虚体状态的生理基础，又是气虚体易患肺系疾病的病理基础。

（6）肾常虚

肾为先天之本，元阴元阳之府，小儿肾常虚，是指肾中精气尚未旺盛，骨气未成而言。肾主藏精，五行属水，主生长发育与生殖，为生命之根。小儿肾常虚，故而小儿无生殖之功，控制二便的能力也弱。肾之精必赖后天脾胃摄取水谷之精的滋养，才能不断补充和化生，而小儿又"脾常不足"，充养肾精之力相对稚弱，故亦"肾常虚"。又肾为先天之本，内寄元阴元阳，为生命之根，各脏之阴依赖肾阴的滋润，各脏之阳依赖肾阳之温煦，肾之精相对不足。《万氏家藏育婴秘诀·五脏证治总论》将以上概括为"肾常虚"的生理特点，是小儿易形成怯弱体状态和阳虚体状态的生理基础，也预示着小儿病理上容易出现诸如解颅、胎怯、胎弱、五迟五软、遗尿、佝偻病等。

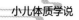

六、小儿体质状态的影响因素

1. 先天因素

（1）父母因素

父母一方或双方的某些体质特点会影响子代的体质状态，形成与上代类似的体质特点。如肠胃功能状态不好的父母，其孩子的肠胃功能状态也往往不好，像气虚体状态、积滞体状态、高敏体状态。上代体质状态可以波及子女其中的一个或多个，也可仅限于男性（儿子）或女性（女儿），呈多样化的遗传特性。

（2）祖父母因素

有些小儿的体质状态特点与祖父母类似，而父母一代并无明显的这种体质特点，较为明显的是基于高敏体状态的哮喘病或基于气虚体状态的生长滞后。怯弱体状态也可以见到这种隔代影响因素。

（3）备孕期因素

备孕期男女双方的饮食、起居、情志可影响受孕的质量，进而影响出生后孩子的体质状态，虽然当前尚无具体的研究数据，现实中的确会影响到日后孩子的机体健康状态，如备孕期男女过度食用煎炸、膨化食物，容易导致孩子日后肝火体状态、热盛体状态。还有男女过度饮酒导致的痰湿体状态，睡眠不规律导致的气虚体状态，经常吵架导致的肝火体状态等这些都会影响出生后孩子的体质状态。

（4）孕期因素

孕期因素主要是指孕妇本身饮食、起居、情志等，这些都可影响胎儿的生长发育，而这些影响更加直接、更加明确。主要影响的体质状态有过度安逸导致的气虚体状态，过食辛辣煎炸食物导致的热盛体状态、肝火体状态，过度膏粱厚味导致的积滞体状态和痰湿体状态，父母用药过度造成的气虚体状态、怯弱体状态、阳虚体状态等。正如《素问·六元正纪大论》曰："妇人重身，毒之何如？岐伯曰：有故无殒，亦无殒也。帝曰：愿闻其故何谓也？岐伯曰：大积大聚，其可犯也，衰其大半而止，过者死。"讲的就是孕期要谨慎用药。除此之外，孕妇过食补品导致的热盛体状态，过食寒凉导致的阳虚体状态、气虚体状态，情志不遂导致的肝火体状态，饮食不节、饮食过偏、饮食过杂导致的高敏体状态等都是影响孩子将来体质状态的因素。孕期因素对出生后孩子体质状态的影响，古代论述比较多，在此列出如下佐证，以证观点。

《奇效良方·小儿门·违和说》曰："且小儿所禀形质寿命长短者，全在乎精血，二者和而有妊，在母之胎中，十月而生……大抵寿夭穷通，聪明愚痴，皆以预定，岂能逃乎？"

《格致余论·慈幼论》云："儿之在胎，与母同体，得热则俱热，得寒则俱寒，病则俱病，安则俱安。"

《列女传》中记载："及其有娠，目不视恶色，耳不听淫声，口不出敖言，能以胎教。"

《诸病源候论·小儿杂病诸候·四五岁不能语候》云："小儿四五岁不能言者，由在胎之时，其母卒有惊怖，内动于儿脏，邪气乘其心，令心气不和，至四五岁不能言语也。"

《万氏妇人科·胎前章》曰："妇人受胎之后，最宜调饮食，淡滋味，避寒暑，常得清纯和平之气，以养其胎，则胎元完固，生子无疾。""妇人受胎之后，常宜行动往来，使血气通流，百脉和畅，自无难产。若好逸恶劳，好静恶动，贪卧养骄，则气停血滞，临产多难。"

《育婴家秘》云："小儿在腹中，赖血以养之，及其生也，赖乳以养之。"

《景岳全书·妇人规上·胎孕类·胎不长》曰："胎不长者，亦惟血气之不足耳……妇人多脾胃病者有之，仓廪薄则化源亏而冲任穷也。"

《产孕集·孕忌第四》曾对孕妇提出了毋戒示："毋登高，毋作力，毋疾行，毋侧坐，毋曲腰，毋跛倚，毋高处取物，毋向非常处大小便，毋久立，毋久坐，毋久卧，毋犯寒热，毋冒霜雪露雾暴雨酷日烈风疾雷，毋视日月薄蚀、虹霓星变，毋观土木工作及怪兽异鸟奇诡之物，毋入神庙寺院……毋暴喜，毋过思，毋怒，毋恐，毋悲，毋忧虑，毋郁结……毋饮醇酒，毋食异味……毋犯金石，毋近毒药……冬毋太温，夏毋太凉，食毋过饱，饮毋过多。"

《备急千金药方·妇人方上·养胎第三》云："妊娠二月……居必静处，男子勿劳。"

《陈氏小儿病源方论·小儿胎禀》曰："怀孕妇人……饱则恣意坐卧，不劳力，不运动，所以腹中之日胎受软弱。"

《素问·脏气法时论》云："五谷为养，五果为助，五畜为益，五菜为充，气味合而服之，以补精益气。"

（5）出生至婴儿期因素

传统意义上的先天指的是出生前。基于小儿生理特点与成人的显著不同，在出生后的早期阶段（1岁以内），其饮食、护理、睡眠、运动、药物、情志也极易影响孩子后天的机体状态，偏颇体质状态受其影响更为显著，因此，将出生后的一段时间归属先天因素影响的范围较为合适。这个时间的吃、喝、拉、撒、睡、玩、语言行为、声音、光线、药物治疗都影响着孩子的体质状态，许多小儿偏颇体质状态源于此期的不良因素影响，而且这个时期形成的偏颇体质状态能较为明确地预警未来非健康倾向，如小儿许多易发疾病、多发疾病和某些易复发的疾病。因此，研究此期影响小儿体质状态的因素，并加以规避和干预，是小儿监护人和从事儿童医疗保健教育工作者的主要工作内容。具体有哪些影响因素，如何规避和干预，在《小儿生长三个坎儿》一书已详细讨论。总之，影响小儿体质状态形成的先天因素和涉及的时间空间可上至祖父母、父母、备孕期、孕期，下至婴儿期，先天因素作用下形成的小儿体质状态相对稳定，可调性差些。影响孩子出生后体质状态的因素，古代论述较多，此处列出如下佐证。

《诸病源候论·小儿杂病诸候·养小儿候》云："小儿始生，肌肤未成，不可暖衣，暖衣则令筋骨缓弱。宜时见风日，若都不见风日，则令肌肤脆软，便易伤损……天和暖无风之时，令母将抱日中嬉戏，数见风日，则血凝气刚，肌肉硬密，堪耐风寒，不致疾病。若常藏于帏帐之内，重衣温暖，譬如阴地之草木，不见风日，软脆不任风寒。"

《万氏家藏育婴秘诀·鞠养以慎其疾》云："小儿无知，见物则爱，岂能节之？节之者，父母也。父母不知，纵其所欲，如甜腻粑饼、瓜果生冷之类，无不与之，任其无度，以致生疾。虽曰爱之，其实害之……小儿能言，必教之以正言，如鄙俚之言勿语也；能食，则教以恭敬，如亵慢（轻慢；不庄重）之习勿作也……言语问答，教以诚实，勿使欺妄也；宾客往来，教以拜揖迎送，勿使退避也；衣服、器用、五谷、六畜之类，遇物则教之，使其知之也；或教以数目，或教以方隅，或教以岁月时日之类。如此，则不但无疾，而知识亦早矣。"

《万氏家传幼科发挥·调理脾胃》云："盖乳者，血所化也，血者，水谷之精气所生也。"

《景岳全书·小儿则》云："小儿饮食有任意偏好者，无不致病。"

《备急千金药方·少小婴孺方上·初生出腹第二》云："不可令衣过厚……儿衣绵帛，特忌厚热，慎之慎之。"

《陈氏小儿病源方论·养子调摄》曰："养子若要无病，在乎摄养调和。

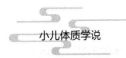
吃热、吃软、吃少，则不病；吃冷、吃硬、吃多，则生病。"

《医学正传·小儿科》云："夫小儿之初生，血气未足，阴阳未和，脏腑未实，骨骼未全。"

《太平圣惠方·卷第八十二·小儿初生将护法》曰："凡小儿始生，肌肉未成，不可暖衣，暖衣即会筋骨缓弱。"

《妇人大全良方·〈产乳集〉将护婴儿方论》曰："夜间不得令儿枕臂，须作一二豆袋，令儿枕兼左右附之，可近乳母之侧。"

《活幼口议·饭多伤气》云："已诞之后，继时吻之以乳。乳者，化其气血，敷养肌肤，百脉流和，三焦颐顺，身肢渐舒，骨力渐壮。三周所芘，一生为幸……凡人生子，究乳为上。"

《活幼心书·小儿常安》曰："四时欲得小儿安，常要一分饥与寒。"

《医述》云："小儿勿轻服药，药性偏，易损萌儿之冲和；小儿勿多服药，多服耗散真气"。

《颜氏家训·慕贤》云："人在年少，神情未定，所与款狎，熏渍陶染，言笑举动，无心于学，潜移暗化，自然似之，何况操履艺能，较明易习者也。是以与善人居，如入芝兰之室，久而自芳也；与恶人居，如入鲍鱼之肆，久而自臭也。"

2. 后天因素

后天因素对小儿体质状态形成的影响是非常明确的，而且影响因素较多，各因素之间相互交叉。因此，后天因素作用下形成的小儿体质状态具有多变性、兼夹性，其可调性较先天因素形成的体质状态更容易、更有效些。

（1）饮食因素

在小儿体质状态形成的过程中，饮食因素的影响尤为显著，所以非良好饮食习惯是形成小儿偏颇体质状态的重要因素，主要有：①强喂强食而形成的气虚体状态、积滞体状态、怯弱体状态。②长期饮食不规律而形成的积滞体状态。③过食寒凉而形成的阳虚体状态、气虚体状态、痰湿体状态。④过食煎炸、膨化、辛辣食物而形成的热盛体状态、肝火体状态。⑤过食肉类食物而形成的痰湿体状态、热盛体状态、肝火体状态。⑥过食酸甜食物而形成的热盛体状态、高敏体状态。⑦过食奶类食物而形成的气虚体状态、积滞体状态、热盛体状态、肝火体状态。⑧饮食过于单一而形成的高敏体状态、积滞体状态。⑨过食水果、蔬菜而形成的阳虚体状态、气虚体状态、痰湿体状态。⑩过少食用蔬菜、水果而形成的积滞体状态、肝火体状态、热盛体状态、高敏体状态。⑪汤、粥摄入不足而形成的热盛体状态、积滞体状态。

（2）睡眠因素

睡眠质量、数量、节律的失常均可影响孩子的健康状态，从而形成偏颇体质状态，常见的有：①睡眠不规律而形成的肝火体状态、积滞体状态、气虚体状态。②睡眠数量不足而形成的肝火体状态、气虚体状态。③睡眠质量不好（多梦、夜惊、夜啼、浅寐）而形成的气虚体状态、积滞体状态、肝火体状态、怯弱体状态。④过度嗜睡而形成的气虚体状态、阳虚体状态、痰湿体状态、怯弱体状态。

（3）生活因素

生活因素主要是指小儿平时的穿衣盖被、二便等，生活护理对小儿健康状态的影响是年龄越小影响越大，越容易形成偏颇体质状态，如衣被过厚而形成的气虚体状态、阳虚体状态、热盛体状态、肝火体状态；衣被过少而形成的阳虚体状态、痰湿体状态、积滞体状态；因阳光不足而形成的阳虚体状态、怯弱体状态、气虚体状态；生活环境光线过度昏暗而形成的阳虚体状态、怯弱体状态、痰湿体状态、高敏体状态；居住环境过于潮湿而形成的阳虚体状态、痰湿体状态、高敏体状态；居住环境空气过于浑浊而形成的肝火体状态、气虚体状态；过分溺爱而形成的怯弱体状态、肝火

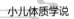

体状态；不良二便习惯而形成的热盛体状态；还有过度洁癖而形成的高敏体状态等。

（4）运动因素

对于年龄较小的孩子，运动多体现在平时的玩耍中，而对于年龄较大的孩子则主要是体育项目的运动。运动与孩子的健康相关是非常明确的，运动关乎孩子的生长和发育。运动不足易形成气虚体状态、积滞体状态、怯弱体状态、阳虚体状态。肝火体状态也可能是运动不足所导致。

（5）气候因素

四季气候变化，在中医来看是风、寒、暑、湿、燥、火六气的变化，无论是不及，或者是太过，或者是非其时而有其气，均可以由正常之六气变成致病的六气（六淫）从而影响小儿的机体健康，会形成偏颇体质状态，如冬季而形成的积滞体状态、春季而形成的高敏体状态、夏季而形成的肝火体状态和阳虚体状态、秋季而形成的气虚体状态和阳虚体状态。

（6）文化因素

文化因素是指父母或长期监护人文化素养对小儿机体健康状态的影响。这种影响通常是基于监护人的文化素养，对孩子饮食、起居、生活护理以及疾病认识等方面的行为。总体上讲，文化素养高的监护人对孩子健康状态负面影响比较小，偏颇体质状态就会少或者轻浅，反之则偏颇体质状态就会明显。因为文化素养本身范围广泛，又缺乏特异性，对孩子的影响又是缓慢而持久的，所以很难具体表达，这取决于监护人正确、科学、无太过又无不及的养护理念和方法。但是也有例外，受过高等教育的父母因其过于教条和细腻地养育孩子，反而形成的偏颇体质状态多些，如饮食过度细腻而形成的气虚体状态、积滞体状态，衣被过厚而形成的气虚体状态、阳虚体状态、热盛体状态、肝火体状态，过分溺爱而形成的怯弱体状态、肝火体状态，过度洁癖而形成的高敏体状态等。而文化素养不高的监护人，不过度呵护孩子，孩子时常经风见雨，饮食上粗茶淡饭，这样的孩子偏颇体质反而少些。总之，积滞体状态、怯弱体状态、阳虚体状态、肝火体状态，这些偏颇体质状态都是监护人因为孩子的饮食、起居、生活护理上存在一些不妥当的行为而导致的，所以监护人的文化素养，特别是健康文化素养会影响孩子的健康状态。

（7）教育因素

教育因素是指监护人在养育过程中对孩子各种行为、习惯、心理、语言等方面的教导作用，这些教导作用直接或间接影响着孩子的机体健康，进而形成偏颇体质状态。这种影响也是多方面的，而且年龄越小，对孩子的影响就越明显。不良的教导持续越久，其形成的偏颇体质状态就越明显，如过分溺爱或者教导方式简单粗暴而形成的怯弱体状态、肝火体状态、气虚体状态。

（8）经济因素

经济因素是指小儿所生活的家庭经济情况对孩子健康状态的影响。通常情况下，家庭经济情况良好对孩子健康是有利的。因为经济条件好，对孩子的营养、健康、教育投入就会更多。但是，随着社会文明程度的提升，物质水平普遍提高，孩子缺吃少喝的现象几乎没有了，反而会因为生活水平普遍较好，进而带来更多的偏颇体质状态。在过去气虚体状态、阳虚体状态、怯弱体状态较多的情况下，现在又增加了积滞体状态、肝火体状态、热盛体状态、高敏体状态、痰湿体状态，主要原因就是经济情况好，施加在孩子身上的诸多"太过"，饮食厚味、太过洁净、过度溺爱、衣被过厚等。

（9）年龄因素

年龄因素是指小儿年龄在体质状态形成过程中的影响。一般情况下，年龄越小其偏颇体质状态特征越明显，相对单一。由于影响小儿体质状态的外在因素少些，因此偏颇体质兼夹性会少些。随着孩子与外界接触的增

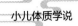

加，加上孩子心智正处在快速发育中，所以更容易形成偏颇体质状态，而且偏颇体质状态兼夹性会增多，甚至可以2种以上，其表现特点也更复杂些。

（10）性别因素

小儿偏颇体质状态分布在性别上有些差异，这主要表现在肝火体状态、怯弱体状态、热盛体状态上，男孩子肝火体状态多些，女孩子怯弱体状态多些。但是，目前这种差异性正在变得越来越不明显。造成性别体质状态差异的原因主要是先天因素和后天教导因素，如男孩子受父亲影响缺失更容易形成怯弱体状态，女孩子受父亲影响过度也会产生肝火体状态等。

（11）情志因素

小儿虽然心地单纯，也容易受到七情六欲的影响，从而形成不同的偏颇体质状态。情绪低落，要求苛刻，经常受到责骂的孩子更容易形成气虚体状态、怯弱体状态。家庭不和，父母经常吵架的生活环境更容易导致孩子日后的肝火体状态。经常因为饮食而被责骂、强喂强食的孩子，其更容易形成积滞体状态、气虚体状态。过度和持久的精神紧张，心理压力大，容易形成积滞体状态、肝火体状态。家庭环境沉寂，关爱缺失，容易形成怯弱体状态、阳虚体状态。

（12）社交因素

社交因素是指孩子与外界人群和事物交往情况对机体健康状态的影响。通常孩子与孩子、孩子与大人、孩子与群体的接触交往多有益于孩子的健康状态，特别是对心理健康状态影响较大。社交经历训练缺少的孩子，更容易形成怯弱体状态、阳虚体状态、积滞体状态。过分自我的孩子在参与社交活动中反而容易形成肝火体状态。

（13）医源因素

医源因素是指因为医疗行为、健康教育对孩子机体健康状态的影响。因医源因素形成的偏颇体质状态主要体现在医、药、教三个方面。

1）医：源于医院、医生、医疗的影响因素。一是过度治疗会影响机体的阴阳自稳功能，形成多种偏颇体质状态，如过度宽松的手术指征，手术虽然是治疗疾病的，但在中医病因学中归属金刃所伤，手术又是致病因素，会破坏机体的阴阳平衡，容易形成气虚体状态、阳虚体状态、痰湿体状态。化疗、放疗过度则容易形成阳虚体状态、气虚体状态、怯弱体状态、肝火体状态等，其特点是影响更直接，偏颇体质状态类型更多样，对非健康倾向的预警也较为复杂；二是药物过度应用，如过度应用抗生素可以影响脾胃功能，更容易形成气虚体状态、阳虚体状态、积滞体状态、热盛体状态、痰湿体状态、高敏体状态。特别是在小儿疾病的治疗过程中，过度应用抗生素，易损伤其稚阴稚阳形成多种偏颇体质状态，使疾病的发生更容易、更复杂；三是缺乏整体健康管理，特别是小儿生活、护理的指导不够，会影响整体系统的康复和自稳能力，进而更容易形成偏颇体质状态，至于何种偏颇体质状态则要依据相关具体的医疗行为而定。因此，在疾病治疗过程中树立整体健康管理的理念是减少偏颇体质状态的重要方法。

2）药：是指因处方药或非处方药的滥用对小儿健康状态的影响。药物过度应用已经论述在上面医疗行为不当的范围了。在这里强调的是多种药物的联合应用增加了药物对机体影响的复杂性、不确定性，形成的偏颇体质状态也更多、更复杂、更不确定。如多种药物长久联合应用，很容易形成气虚体状态、阳虚体状态、怯弱体状态，也可以形成高敏体状态、肝火体状态、热盛体状态。总之，偏颇体质状态是多种多样的，应酌情、酌事、酌人辨体。药源因素形成偏颇体质状态更多见于监护人过度使用非处方药物的影响，如经常让孩子服用苦寒之类的中药，伤及脾胃，容易形成气虚体状态、阳虚体状态、高敏体状态。还有过度滥用补品形成的肝火体状态、热盛体状态、痰湿体状态、积滞体状态。频繁应用退热药物所导致的气虚体状态、阳虚体状态、高敏体状态。

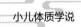

3）教：是指非正确健康教育、非健康医嘱、非健康视频、非健康书籍等对孩子健康状态误导的影响。过度、教条、不区别个体差异，甚至错误的健康指导，易形成偏颇体质状态。如对食物过敏的孩子，若指导家长完全规避这些食物，反而更易形成高敏体状态。对肝火体状态、热盛体状态的孩子，若指导过度食用奶类食品反而更易形成此类偏颇体质状态。对怯弱体状态、气虚体状态、积滞体状态的孩子，若指导限制其运动，反而更易形成此类偏颇体质状态。另外，过度保暖、过度食凉、过度饮食等均可以形成偏颇体质状态，这些都源于不正确的健康教育。

（14）疾病因素

疾病因素是指疾病本身对机体健康状态的影响，因疾病破坏了机体的整体平衡，病后又缺乏正确的康复和调养，最后形成某种或多种偏颇体质状态。如某些急慢性感染性疾病之后形成的气虚体状态、高敏体状态。手术后形成的气虚体状态、阳虚体状态、高敏体状态。久泻之后形成的气虚体状态。久咳之后形成的高敏体状态。长期便秘形成的肝火体状态、热盛体状态、高敏体状态。肥胖儿形成的痰湿体状态、阳虚体状态、气虚体状态。先天性心脏病孩子形成的气虚体状态、怯弱体状态、肝火体状态。湿疹、荨麻疹后形成的高敏体状态。许多疾病可以形成某种偏颇体质状态，而这些疾病又是那些偏颇体质状态的非健康倾向，所以疾病与偏颇体质状态是相互影响的，就像湿疹、荨麻疹、过敏性鼻炎，这些疾病容易形成高敏体状态，而高敏体状态又更容易发生湿疹、荨麻疹、过敏性鼻炎。又如经常积滞可以形成积滞体状态、气虚体状态，而积滞体状态、气虚体状态又更容易发生积滞。

总之，影响小儿机体健康的因素越多，形成偏颇体质状态兼夹性也越多，而体质状态的稳定性就越差，导致的非健康倾向就越泛化，调理的复杂程度也就越大。从整体出发，立足中焦，上通下达是调理小儿偏颇体质状态的基本思路。影响因素相对单一，持续作用于机体的时间久、强度大，其形成的体质状态特征就更明确。偏颇体质状态类型相对单一，基于此偏颇体质状态而导致的非健康倾向也更明确，调理目标也更加明确。

第二篇

小儿体质学说临床应用

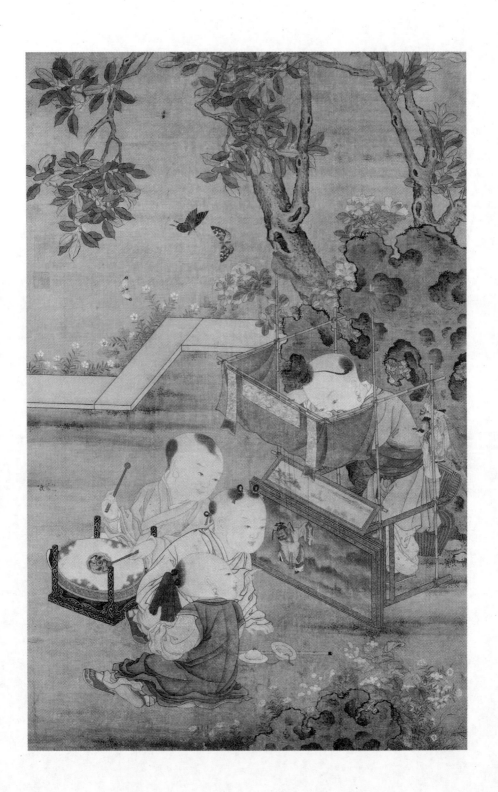

一、小儿体质学说的临床意义

1. 小儿体质学说是研究小儿亚健康状态的切入点

小儿机体存在亚健康状态，且与成人有着显著的不同。小儿亚健康状态更多体现在躯体上的变化，心理上的变化较成人少。而且小儿亚健康状态具有多变性、多样化、易发展为疾病状态的特点。如许多小儿常见病都有着明显的病前期信号，或潜病期信号，或欲病期信号，若要有效预防小儿常见病，应把注意力更多放在这些亚健康状态的干预技术上。如何分类这些多变的亚健康状态是个难题，把小儿偏颇体质状态引入亚健康状态会是一个很好的选择，是研究小儿亚健康状态的切入点。通俗地讲就是将小儿亚健康状态放在小儿体质学说中去研究，用小儿偏颇体质状态去分类。基于多年临床工作经验，笔者认为小儿体质学说对研究小儿亚健康状态具有积极意义。

2. 为研究小儿主动健康提供方法借鉴

人体是一个复杂的巨系统，系统大而且复杂。中医认为：人体是一个有机的整体，无论是处于疾病状态、健康状态，或亚健康状态，都是机体

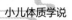
的一种全身状态变化。主动健康观念认为：人体具有强大的自我修复、自我调整、自我纠偏能力，因此，更多的工作要以促进主动健康为主要内容，运用多种措施增强人体机能，提升人体亚健康状态的趋健康能力、疾病状态的逆转能力、疾病后的修复能力、健康的保持能力，这种主动健康的思维和行为应贯彻整个生命的全周期之中。从某种意义上讲小儿主动健康行为较成人更为迫切，就像小树苗一样，要想树大成材，就应该从小树苗抓起。所以，主动健康包含于中医养生学的范围，也就是说养生不仅是老年人的事，养生应从娃娃抓起。研究小儿体质学说本质是基于疾病前的人体状态，所以研究小儿偏颇体质状态是促进小儿主动健康的重要内容，对提升小儿主动健康能力具有重要意义。

3. 对易发疾病预警具有积极意义

减少疾病发生是促进小儿良好生长发育的主要工作之一。小儿常见病80% 以上是肺系疾病和脾系疾病，许多疾病有明显的偏颇体质状态分布特点，而且有着明显的易感病因或诱发因素，就像有些孩子容易咳嗽、有些孩子容易发热、有些孩子容易积滞、有些孩子容易感冒一样。这些常见病往往有明显的前期信号，而这些前期信号可以归属在亚健康状态的范畴，研究这些前期信号特点，对易发疾病的预警具有积极意义。而疾病预警又对早预防、早干预有着重要的临床价值，如积滞体状态对脾系疾病的预警，气虚体状态对肺系疾病的预警，高敏体状态对久咳、鼻炎、过敏性疾病的预警，痰湿体状态对哮喘、肥胖、性早熟的预警等。

4. 对疾病后康复具有积极意义

基于小儿"脏腑娇嫩，形气未充"的生理特点，许多疾病对孩子机体状态都会造成一定的损害，这种损害可以是功能上的"气"，也可能是器质上的"形"。疾病对机体的损害表现在三个方面：一是病后机体阴阳失调，阴不平阳不秘，免疫失衡，从而易病后复发，成为易复发、好发的体质基础；二是病后机体受损，体质下降，容易发为他病，如久泻后易感冒，乳蛾后易水肿等；三是病后生长迟缓，发育不良。某些疾病之后对孩子生长发育会产生负面影响，如反复肺系疾病的孩子身高、体重增长缓慢，大病之后的心理异常等，这些现象的发生都与疾病后期的康复不利有关，要想减轻或恢复疾病对机体的影响，必须弄清某种疾病后的机体失衡状态特点，并加以调理纠偏。因此，研究小儿疾病后的体质状态会促进机体的尽快修复，防复发、防逆转。引入小儿体质学说，对研究某些疑难疾病的易发特点、愈后复发，如小儿白血病化疗后防复发问题、小儿哮喘防复发问题等有积极的临床意义。

5. 对避免过度诊疗具有积极意义

研究小儿体质学说更多地是强调疾病的预防，以及基于主动健康思维的机体自我修复能力的提升。因此，临床中过度的诊疗应该极力避免：一是基于非健康状态本质是机体的自我调节能力不足，不一定非要从疾病状态去考虑，非要查出或归属于某种疾病状态。很多时候，将某些非健康状态放在偏颇体质状态范围内去考虑更具有临床意义。如某些早期的抽动、多动现象，不宜归于抽动障碍或多动症中去治疗，可以归为抽动征、多动征，从而依据偏颇体质状态去调理纠正，这样更有意义。又比如常常诊断为过敏性鼻炎、过敏性咳嗽，同样可以将这些疾病的病前期或未病期状态归属在偏颇体质状态下去研究。二是即使明确了疾病状态，引入小儿体质学说同样有积极的临床意义。一方面避免过度治疗，可以减轻正气的损伤，在"杀敌一千自损八百"的比例中让正气损伤变成六百、三百。另一方面，引入小儿体质学说并加以调理纠偏实际是一种强调"正气存内，邪不可干"

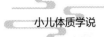

"扶正祛邪""扶正阻邪传""扶正防邪伤"的理念。所以,在疾病治疗学中引入小儿体质学说,对疾病的阻断、疾病的治疗、疾病的防变、疾病的防复(复发)、疾病的康复都有着积极的临床意义。

6. 对研究小儿健康危险因素具有积极意义

我们知道,基于小儿生理特点的考量,影响小儿健康生长的因素很多,如影响肺功能状态的外感因素,影响肠胃功能状态的饮食因素,影响心理健康的情志因素,影响阴阳调和的药物因素,影响生长的生活、起居因素等,这些因素作用于不同体质状态的小儿,影响机体健康的情况也不同。也就是说,同一因素作用于不同的偏颇体质状态,其对健康的影响也不完全相同。如饮食不节,在积滞体状态、气虚体状态的孩子身上更容易加重这些偏颇体质状态,从而更易发展为相关疾病。睡眠障碍或运动不足在小儿肝火体状态、阳虚体状态、气虚体状态中更容易发生为疾病状态。衣被过厚则是阳虚体状态的主要影响因素,日光不足是阳虚体状态、怯弱体状态、气虚体状态的主要影响因素,研究这些偏颇体质状态的影响因素是保持小儿机体处于健康状态的重要前提,而调理纠偏的意义则是促使小儿偏颇体质状态更靠近健康状态。

7. 对研究小儿发病危险因素具有积极意义

小儿偏颇体质状态虽然不是疾病状态,但是比较容易进入疾病状态,尤其是容易发生常见的肺系疾病、脾系疾病。我们发现,频繁发生这些疾病的小儿,其相关偏颇体质状态特征更加明显。如易发热、久咳、易乳蛾、易感冒、易咳喘、易荨麻疹、易湿疹、易腹泻、易鼻窒、易哭啼等,这些疾病的发生通常有两个要素:一是因为有相关偏颇体质状态,所以好发、易发;二是因为发病前多有欲病信号或(和)有明显的诱发因素,如饮食起居、外感、情志因素的引发。基于小儿体质学说理论和方法去研究这些发病危险因素，并早预警和早干预就可以减少这些疾病的发生，或减轻这些疾病对机体的损伤，或减少并发症及合并症的发生概率。显而易见，引入小儿体质学说思维对丰富小儿疾病的临床治疗思路有着积极的临床意义。

8. 对小儿健康管理具有积极意义

依据小儿体质学说的理论和方法，将其运用到小儿健康管理中，特别是在制订调理干预方案上的意义更大。在饮食管理上依据小儿偏颇体质状态规划食谱是降低偏颇体质状态积分的重要方法。一方面要规避偏颇体质状态的饮食影响因素，另一方面是运用饮食处方调理已经偏颇的体质状态。笔者曾经将饮食处方运用到某幼儿园 3~6 岁的孩子中，调理纠偏小儿的气虚体状态，明显减少了孩子外感疾病的发生率，提升了免疫功能，孩子的体质明显增强。运用体质学说理论和方法管理群体孩子的饮食可以显著促进孩子的健康状态。同样道理，运用小儿体质学说思维规划的运动处方也成为促进孩子健康、增强孩子体质的重要手段。如对怯弱体状态的孩子，设计旨在提升协调性的运动项目，像拍球、走直线、精细手工、搭积木、跳绳、跳皮筋等，并以集体类游戏为主，这些运动处方有利于提高怯弱体状态孩子的协调和社交能力。对肝火体状态的孩子，运动处方应以释放体能的强运动项目为主。如街舞、游泳、长跑、滑冰、爬山等，这些强运动项目有利于改善肝火体状态引起的多动征、抽动征。对阳虚体状态引起的冻疮、生长缓慢，可以设计日光疗法（日光浴）、沙地徒步、爬山、慢跑，有利于鼓舞孩子的阳气。对气虚体状态生长缓慢的孩子，运动处方以慢跑、骑车、蹦蹦床、跳绳为主，这些运动有利于促进孩子脾胃的运化功能。对积滞体状态引起的夜啼、夜惊、夜眠不安，常常设计以慢跑、游泳、骑车、跳绳等运动项目，这些运动项目有利于促进脾胃的运化功能。对高敏体状态引起的鼻炎、久咳、多种过敏反应（变态反应、超敏反应），则应多设计爬山、日光浴、沙滩运动、室外游泳等项目，这些运动项目有利于促进孩子的阴阳调和，重建免疫平衡。

9. 对处方用药具有积极意义

在中药处方设计、用药选择时，运用小儿体质学说思维有利于提高处方疗效，减轻药害。小儿脏腑娇嫩，不耐药物克伐，同时对药物的反应敏感，因此在处方用药时要审慎，中病即止，避免或减少药物对机体的损害。这就要求我们在规划疾病治疗方案时充分考虑小儿的体质状态。比如在治疗小儿热性疾病时，虽然处方用药多选择味苦性寒之品，但又必须顾及小儿"脾胃脆薄"的特点，避免大寒久苦伤及脾阳，从而形成阳虚体状态。小儿积滞之患较多，处方以消食导滞为要，但是因为小儿又"脾常不足"，处方用药不可破气，在消食导滞时应辅以益气之品。阳虚体状态的小儿在温阳之时，又应考虑小儿乃"纯阳之体，热多冷少"的特点，配伍时避免助热生火。总之，在处方用药时，是病、是证、是症均应充分顾及小儿的生理、病理、体质特点，只有这样才能做到处方用药精准，不偏不倚。

二、小儿体质状态的特点

小儿体质状态与成人体质状态有着明显的不同。小儿体质状态除禀受父母体质状态影响外，受后天因素影响更大，比如饮食习惯、生活起居、情志心理。小儿体质状态具有显著的可变性、兼夹性、可调性和易疾病倾向的特点。偏颇体质状态可影响小儿生长和发育。

1. 小儿体质状态具有禀受父母体质影响的特点

小儿体质状态受先天因素影响，其中禀受父母某些体质特点现象较为明显，也就是说父母的某些体质特点，孩子会不同程度地禀受，尤其是阳虚体状态、高敏体状态、肝火体状态、气虚体状态。其临床意义可以追溯到父母的体质特点，特别是父母未成年时的体质特点，是小儿体质状态辨识的重要参考。某些小儿体质状态也可能禀受于祖父母。

2. 小儿体质状态受后天因素的影响更大

小儿体质状态之所以受后天因素影响较大，这是基于小儿生理特点所决定的，"脏腑娇嫩，形气未充""脏气清灵，随拨随应"是重要的生理基础。正因为"娇嫩、未充、清灵"，所以才更容易被外界所扰动。

在小儿体质状态后天因素影响中，受饮食、起居、情志的影响更为突出，这是基于小儿"肠胃脆薄""乳食不能自节""脏腑薄，藩篱疏""神气怯弱，心神未定"的生理特点。所以，饮食、起居、护理、情志不当易形成某种偏颇体质状态。

3. 小儿体质状态具有显著的可变性

由于小儿形神都处于快速成熟、完善、充实阶段，易受外界诸多因素的影响，其形成的偏颇体质状态可变性显著，且这种可变性与年龄成反比，年龄越小可变性越大，反之可变性越小。

4. 小儿体质状态具有显著的兼夹性

小儿体质状态兼夹性是指2种或2种以上的体质状态出现在同一机体。我们设定当一种体质状态的量表累加积分大于其总分的30%以上者就称此

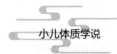

小儿为偏颇体质状态,而这种偏颇体质状态,可能在一个孩子身上有2~3种。小儿偏颇体质状态兼夹性较为多见,这是因为小儿"脏气清灵,随拨随应",受后天因素影响较多。

5. 小儿体质状态具有显著的可调性

小儿偏颇体质状态较成人更具有可调性,通俗地讲就是容易调理纠偏。这是基于小儿体质状态易受后天因素影响,同时也易于调理,故小儿偏颇体质状态具有显著的可调性。

6. 小儿偏颇体质状态具有易疾病倾向性

小儿偏颇体质状态是亚健康状态的分类方法。小儿亚健康状态本身的特点就是更靠近疾病状态,甚至处于病前状态、欲病状态。因此,小儿偏颇体质状态同样有易疾病倾向性的特点,调理小儿偏颇体质状态对预防许多小儿常见病具有积极的临床意义。

7. 小儿偏颇体质状态影响生长和发育

小儿偏颇体质状态虽然不是疾病状态,但也不属于真正的健康状态,因此,持续的偏颇体质状态不仅有易疾病倾向性,很多时候影响孩子的生长、发育、认知、学习以及心理发育。不良的生长发育又会成为许多疾病的基础条件,偏颇体质状态影响生长常见的有:矮小、消瘦、肥胖、感觉统合失调(感统失调)、皮肤不荣、毛发不荣、爪甲不荣等。影响发育方面的有:语言迟缓、多动征、抽动征、学习障碍、抑郁、社交障碍、心理异常、癔症、嗜异现象、厌食等,甚至有自闭症的倾向。

三、小儿体质状态与成人体质状态的差异

体质学说是中医理论的一个重要组成部分，由于小儿特殊的生理、病理特点，小儿体质状态与成人存在着显著的差异。《灵枢·天年》云："以母为基，以父为楯。"小儿体质是在先天禀赋、各种外在后天因素及自身调节基础上形成的特殊机体状态。小儿体质状态特点与成人有以下差异。

1. 生理特点不同

生长主要指组织、器官乃至全身大小、长短、重量的增加，发育主要是功能的不断完善，小儿处于生长与发育的双向阶段，即"形"与"神"同步协调发展，如《小儿药证直诀·变蒸》说："又生变蒸者，自内而长，自下而上……变每毕，即性情有异于前，何者？长生腑脏智意故也。"这也是小儿与成人在生理特点方面最主要的区别。另外，小儿的生长发育比较旺盛，尤其学龄前期及学龄期是小儿生长发育的关键时期，体内物质代谢较快，对营养的要求也较高，充足而全面的营养对这一时期小儿的体格生长以及智力发育有重要作用，甚至是孩子一生健康的基础。一般来说，成人随着年龄的增长，脏腑器官的功能会出现不同程度的减退，代谢减慢，所需的营养相对减少，营养的需要主要是基础代谢与消耗的需求。

2. 健康内容不同

由于小儿生理特点不同，因此，小儿的健康内容更注重生长良好、发育正常，精力旺盛，体格、智力及脏腑功能活动向完善及成熟的方向快速

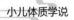

发展。而成人由于长期受到外感六淫、内伤七情等因素的影响，脏腑功能往往处于平台期和下降期，随着年龄的增长，身体素质不断下降，健康内容主要是保持和减缓衰弱。另外，在心理、道德、社会健康方面，由于小儿自我调节能力相对较差、所欲不遂、家长期望过高、学习负担过重等，其心理健康更容易受到外界的影响。而成人受到的影响较小，且自我调节能力也较小儿为强。

3. 疾病易感性不同

因小儿处于生长发育的快速阶段，对水谷精微的需求相对更加迫切，加上小儿饮食不能自节，因此，更容易为饮食不节所伤，脾系疾病较为常见。成人则不易，而且成人自我调节能力强，所以脾系疾病相对少些。成人虽不易患病，但是患病后又较小儿康复慢。小儿对致病因素的规避、识别及自我调控能力差，又因小儿肌肤嫩，加上寒暖不能自调，较成人更容易为外感所伤，肺系疾病较成人更为常见。因小儿"脏腑娇嫩，形气未充"，容易受外界不良健康危险因素的影响（光、噪声、射线、空气），进而更容易导致机体状态失衡。小儿情志未开，七情致病较成人为少。小儿心神怯弱，现代医学认为神经系统功能发育尚未完善，患病后易夹惊，从而出现烦躁不安、神昏不语，甚至出现热性惊厥（高热惊厥）等情况。而成人由于脏腑功能逐渐减退，易患心脑血管、抑郁、焦虑等心身疾病。小儿"脏气清灵"对药物较成人更为敏感，药物容易治病，也容易致病。总之，特殊的生理、病理特点决定了小儿较成人更容易患呼吸及消化系统疾病。由于小儿神识未开、好奇好动、缺乏生活经验、危险识别能力差，所以意外伤害较成人为多。

4. 亚健康状态不同

小儿亚健康状态多表现为肠胃功能紊乱的临床症状，如纳呆、口臭、磨牙、舌苔厚、大便不调、夜眠欠安、面部花斑、腹胀、腹痛、生长滞后等，与中医"脾胃不和"有着密切的关系。若调理不当，易遭受外邪侵袭，形成咳嗽、发热、哮喘、肺炎等肺系疾病，或进一步发展为呕吐、泄泻、积滞、嗜异现象、厌食、疳证等脾系疾病。若小儿长期处于亚健康状态，往往会影响其生长发育及免疫平衡。

成人亚健康状态多由于学习、工作压力较大，生活节奏过快，饮食、休息不规律，日常运动量减少，加之其他一些不良生活习惯影响，身体素质下降，主要表现为失眠、记忆力减退、头晕、倦怠乏力、抑郁、焦虑或急躁易怒等症状，女性往往还会出现潮热、盗汗、手足不温、月经量少、月经周期不规则、脱发、面部褐斑等；老年人表现为代谢速度缓慢、血管硬化、血管弹性变差，这些不利因素增加了高血压、冠心病（冠状动脉性心脏病）、脑梗死、糖尿病等心脑血管及代谢性疾病发生的概率，当一种疾病出现时，由于亚健康状态这一"共同土壤"的存在，其他潜在疾病也会相兼出现。因此，成人亚健康状态是许多疾病滋生的"土壤"，并且成人亚健康状态较小儿更难调理。

5. 疾病治疗的策略不同

小儿"脏气清灵，随拨随应"，对药物的反应往往较成人更敏感，患病后相对于成人来说易于调治。但小儿稚阴稚阳之体，易虚易实，易寒易热，若用药不审慎，极易损伤正气，尤其对于大苦大寒、大辛大热、大补之品更应慎重。《温病条辨·解儿难·儿科总论》云："古称难治者，莫如小儿，名之曰哑科。以其疾痛烦苦，不能自达；且其脏腑薄，藩篱疏，易于传变；

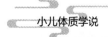

肌肤嫩，神气怯，易于感触；其用药也，稍呆则滞，稍重则伤，稍不对证，则莫知其乡，捉风捕影，转救转剧，转去转远……然不精于方脉妇科，透彻生化之源者，断不能作儿科也。"明确指出了小儿疾病治疗用药要及时、准确、谨慎。《景岳全书》说："小儿气血未充，而一生盛衰之基，全在幼时，此饮食之宜调，而药饵尤当慎也。"意思是说幼时是一生健康的根基，气血未充盈，身体机能还不健全，这时饮食的调节固然重要，而在使用药物时更需谨慎。因此在治疗时，临证处方要根据患儿的体质特点、发病时间之长短、病情之轻重以及小儿脏腑的生理、病理特点，轻巧灵活，及时准确，四气五味不过，切忌妄加攻伐。

成人由于机体生长发育成熟，自我调节及修复能力较小儿为强，所以患病之后往往缠绵难愈，对药物的反应也不及小儿敏感，进而疗效也差些，但药物对机体正气的损伤同样会小些。特别是老年人身体素质差，基础疾病相对较多，一旦患病，病情往往较重，更是迁延难愈，因此各种治疗手段较小儿更为强力。

综上所述，无论从生长发育规律、营养代谢、健康内容方面，还是从易感因素、亚健康状态、疾病治疗策略方面，小儿与成人之间存在着显著的差异，这种差异实际上是由小儿与成人不同体质状态决定的。体质状态不同，对病邪的易感性也就不同，《素问·经脉别论》云："勇者气行则已，怯者则着而为病也。"体质强壮，不易感邪或感邪后易于康复；体质虚弱，则易受邪侵且病情往往较重。另外，体质状态不同，发病的倾向性以及疾病的临床表现亦不同，《素问·风论》说："其人肥则风气不得外泄，则为热中而目黄，人瘦则外泄而寒，则为寒中而泣出。"说的就是感受同一种邪气，由于体质状态的不同，从而会表现出寒、热两种性质截然相反的临床症状，与之相对应的疾病治疗措施也随之变化，或治热以寒，或治寒以热。

四、小儿常见 8 种偏颇体质状态临床特点及非健康倾向

　　小儿患病，之所以有易热、易咳、易喘、易滞等诸多不同，是因为小儿的体质状态不同。小儿体质，历代医家多有论述，有"纯阳说""稚阴稚阳说""三有余，四不足说"。小儿体质状态，禀赋于先天，变化于后天。又受天地之气影响、阴阳消长之变化、自身调节之强弱。又因时、因地、因人所异，其体质状态变化多端。体质状态不同，对疾病的易感性，患病的倾向性，疾病的临床表现以及转归亦不同。

　　除小儿健康体质状态外有许多不同的偏颇体质状态，最常见的有 8 种偏颇体质状态，即气虚体状态、阳虚体状态、痰湿体状态、积滞体状态、肝火体状态、热盛体状态、高敏体状态、怯弱体状态，且常表现为亚健康状态的征象。

1. 气虚体状态

　　1）定义：它是以脾气虚、肺气虚为主要表现的一组小儿亚健康状态征象。

　　2）表现：乏力、纳呆、多汗、面色或手足心萎黄、爪甲不荣、毛发不荣、皮肤粗糙、大便不化等。

　　3）非健康倾向：易感冒、易咳嗽、疳证、佝偻病、贫血、生长缓慢、营养不良等。

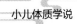

2. 阳虚体状态

1）定义：以脾阳虚或脾肾阳虚为主要表现的一组小儿亚健康状态征象。

2）表现：畏寒（怕冷）、手足不温，大便量多，或清稀，或完谷不化，小婴儿大便色绿，夜尿多，舌质淡，肠鸣，面色苍白，毛发不荣，易鼻塞等。

3）非健康倾向：易遗尿、易湿疹、易泄泻、贫血、佝偻病、冻疮、生长缓慢、易感冒等。

3. 痰湿体状态

1）定义：以肥胖或痰湿致病为主要表现的一组小儿亚健康状态征象。

2）表现：面色㿠白（面色白而面目虚浮的表现）、多汗、易疲劳、易咳喘、喉痰多、舌苔白腻、口涎多、嗜睡、鼻鼾、呼气音粗、大便黏腻等。

3）非健康倾向：易湿疹、哮喘、毛细支气管炎、肥胖、嗜睡、运动协调功能欠佳等。

4. 积滞体状态

1）定义：以容易伤食、伤乳，表现为消化不良的一组小儿亚健康状态征象。

2）表现：纳呆、口腔异味（口臭、口气酸腐、口气难闻）、易腹胀、夜寐不安、时常腹痛、大便酸臭或干结、舌苔厚、地图舌、干呕、磨牙、嗜异现象、夜啼、偏食等。

3）非健康倾向：易感冒、易发热、易口疮、易乳蛾、生长缓慢、贫血、疳证、佝偻病等。

5. 肝火体状态

1）定义：以肝火上炎、肝阳偏亢为主要表现的一组小儿亚健康状态征象。

2）表现：多动、抽动、暴力倾向、急躁易怒、手足心热或红赤、大便干结、尿黄、口唇红赤、舌质红、易哭闹、喜冷饮、喜奶和肉食、多梦、脉数等。

3）非健康倾向：易口疮、易针眼、多动征、抽动征、意外伤害、性格偏执、嗜异现象及可能引起孤独症等。

6. 热盛体状态

1）定义：以实热内盛为主要表现的一组小儿亚健康状态征象。

2）表现：手足心热（红赤、脱皮）、口唇红赤或潮红、口腔异味、大便干结、多汗、尿黄、尿频、肛门或外阴潮红、目眵（眼屎）多、舌质红等。

3）非健康倾向：易乳蛾、易发热、易口疮、皮肤疮疡、易针眼、易鼻衄、外阴瘙痒（女孩）、皮肤过敏反应等。

7. 高敏体状态

1）定义：以好发过敏反应为主要表现的一组小儿亚健康状态征象。

2）表现：易鼻塞、易喷嚏、皮肤瘙痒、皮肤划痕试验阳性、皮肤粗糙、皮肤过敏反应（对蚊虫叮咬反应强烈）、清嗓子、鼻痒、眼痒、大便干结、舌质红、多种食物或物质过敏等。

3）非健康倾向：易湿疹、哮喘、毛细支气管炎、易荨麻疹、鼻炎、食物过敏等。

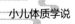

8.怯弱体状态

1）定义：以性格内向、胆小、易惊吓为主要表现的一组小儿亚健康状态征象。

2）表现：缺少主动交流、胆小、性格内向、易惊吓、夜惊、夜啼、多梦、高热惊厥、易哭啼、多静少动等，早产儿及低体重儿更为多见。

3）非健康倾向：易高热惊厥、易惊吓、胆怯、语迟、感统功能失调、交流障碍、癫痫、癔症等。

五、小儿体质状态四诊辨识方法

1.小儿气虚体状态

望诊

·望面部·

面色萎黄，小儿面部色泽萎黄，类似枯黄树叶，黄而无光泽。

面部白斑，小儿面部可见白色的斑片、斑点，不高出皮肤，颜色较面部大部分皮肤色浅，形状各异，或多或少，可呈花斑脸。白斑可分布于面部的任何部位，以双侧面颊部多见，可见于一侧或者双侧。

眼袋增重，小儿双侧下眼袋发青、发暗、发红，出现眼袋，也可以表现为黑眼圈，常常为双侧对称表现，通称眼袋增重。

·望爪甲·

爪甲不荣,指小儿的手足指甲生长不荣泽。通常表现为甲面白斑、白点、粗糙、起层、竖纹多、凹陷、脆薄、断裂,甲床表面欠润泽。

·望头发·

毛发不荣,是小儿头发不荣泽的通称。通常表现为头发稀疏、发黄、发红、纤细、干枯、白发、分布不均、发立、发结如穗、发软(柔软缺乏弹性)。

·望手足·

手足心萎黄,指小儿的手足心呈萎黄色。萎黄多表现在双侧手足心,其萎黄程度可轻浅、可显著。部分小儿手足背面,甚至全身也可见萎黄。

·望舌象·

正常舌象为舌质淡红色,舌苔薄白润泽。

舌苔白厚腻,厚和腻可有侧重、程度不同,如舌苔白厚腻,也可见白腻厚。气虚体状态、积滞体状态、痰湿体状态均可见舌苔白厚腻,或满舌分布。

舌苔花剥,舌苔花剥而厚腻者多为气虚体状态兼积滞体状态,虚实夹杂之象。

·望大便·

大便不化是指小儿的大便含有较多不消化的食物残渣,或大便多且不成形,或大便色白,或大便松散,或大便漂浮水面,小婴儿表现为大便奶瓣增多。大便情况可以通过问诊间接获得。

闻诊

·口腔异味·

小儿口腔可嗅及酸臭、酸腐气味,甚则类似大便样臭秽气味,通常晨起明显，严重的全天均可嗅及。

·闻声音·

哭声低弱，大孩子语言低弱。

·叹气（叹息）声·

可听到小儿时有长出气、叹息声。

问诊

·问饮食·

小儿可表现为纳呆、纳少、食欲不振、厌食、对食物不感兴趣。

·问出汗·

可表现为多汗，尤其是稍微运动后汗出明显，与同玩伙伴比较总感觉汗出更多、更容易汗出，也可以同时伴有睡觉时大量汗出。

切诊

·切皮肤·

皮肤干燥、粗糙，气虚体状态日久可表现为皮肤弹性差、粗糙、干燥。

·切脉·

大孩子脉弱或脉缓无力。

2. 小儿阳虚体状态

望诊

·望面部·

面色苍白，面部不红润呈苍白色，缺乏光泽，又略显萎黄。可伴见面部花斑。

· 望舌象 ·

舌质淡，舌苔白腻。

· 望头发 ·

毛发不荣、稀疏、纤细、发黄、发软。

闻 诊

· 肠鸣 ·

常听到肠蠕动亢进而漉漉有声，夜间更加明显。

· 鼻 ·

常听到鼻音重、呼吸音重。时常鼻塞、喷嚏多，尤其以晨起或冷空气刺激后更明显。

问 诊

· 问二便 ·

小便清长，或夜尿多，遗尿较多。大便量多，或清稀，或完谷不化，小婴儿可见大便色绿、泡沫较多。凉食、凉饮后易腹泻。另外，矢气少。

切 诊

· 切皮肤 ·

小儿手足不温或冰凉，冬季更明显。皮肤粗糙，腹部时常为腹实而满。

· 切脉 ·

大孩子脉弱或脉沉弱。

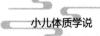

3. 小儿热盛体状态

望诊

· 望面部 ·

望口唇红赤、潮红、樱红，或见口唇干燥起皮。小儿常见舌舔上下口唇，口唇及口周呈潮红或樱红。

· 望手足 ·

小儿手足心红赤，或脱皮，手足心可见红点、红斑，脱皮可见手足心或手足指端，以手心脱皮最多见，足心脱皮偶见。

· 望舌象 ·

舌质红，舌苔可异常，也可正常。

闻诊

· 小便气味 ·

尿味腥臊重。

· 汗液气味 ·

汗液气味较重，汗液气味重以发际处为明显。

问诊

· 问出汗 ·

多汗。

· 问手足 ·

小儿喜欢光脚，喜欢触摸凉物。

· 问二便 ·

大便干结、色深,甚者如羊屎状。尿少、尿黄。仅晨起尿色黄者不作参考。

切诊

· 切皮肤 ·

手心灼热,可用检查者的手心触贴小儿手心数十秒,感觉手心有灼热感。用手背或检测者的面颊距离小儿口鼻 3~5 cm 处,感觉呼气灼热。

· 切脉象 ·

大孩子脉数。

4. 小儿积滞体状态

望诊

· 望面、手足、头发 ·

面色萎黄或白斑,手足心萎黄,发结如穗。

· 望舌象 ·

舌质正常或红,舌苔以厚为主,程度可分稍厚、厚、较厚,甚则可满舌分布。苔色以白为主,也可以微黄。舌苔以腻为多,可见地图舌。

闻诊

· 闻气味 ·

口腔异味,大便酸臭,尿液气味、汗液气味较重。

· 闻声音 ·

常听到夜啼、磨牙声音。

问诊

·问饮食·

多有饮食不节的习惯，比如饮食不规律、偏食，经常吃零食，经常口腔异味，时常有食后呕吐或干呕，可有嗜异现象，如喜食指甲、头发、生米、衣服、纸屑等。

·问睡眠·

睡眠不安，常表现为睡觉时翻来翻去，或浅寐，或梦语症（梦呓），或夜啼多。

·问腹痛·

发作性腹痛或腹部不适，常表现在脐周或上腹部，多为隐痛，可自行缓解，无压痛，凉食或遇冷加重，排除肠道虫证。

·问病史·

易发热、易乳蛾、易感冒、嗜异现象。

切诊

·切腹部·

腹胀多见，叩击腹部可听到显著的鼓音，实浊音的腹胀也可见。

·切皮肤·

皮肤粗糙，发热者可有五心发热（手足心发热为著）、腹部发热。

5. 小儿痰湿体状态

望诊

·望形体·

多见肥胖，也可见消瘦或正常形体。

·望面部·

多见面色㿠白。

·望口涎·

口涎多，昼夜均可见到。

·望湿疮·

常见小儿湿疹，大多为渗出型，可见于身体的任何部位，以面部、发际、口周、耳后、颈部、二阴（前阴及后阴）部位为多见。

·望喉部·

常见喉部白色痰液黏附。

·望大便·

常见大便黏腻。

·望舌象·

舌质淡或正常。舌苔多为白腻。

闻诊

·闻声音·

常听到喉部的痰鸣音，运动和冷空气刺激后更加明显。夜眠常听到鼾声、痰鸣声或呼吸声粗重。

问诊

· 问出汗 ·

平素多汗，尤其运动后明显。

· 问饮食 ·

平素多甜食，喜肉食。

· 问病史 ·

易湿疹、哮喘、气管炎、毛细支气管炎。

切诊

· 切皮肤 ·

皮肤不温。身体多汗，尤以手心多汗为常见。

· 切脉象 ·

大孩子脉滑或脉缓而无力。

6. 小儿肝火体状态

望诊

· 望面部 ·

望口唇，多见口唇或口周红赤、潮红。

· 望舌象 ·

舌质红或暗红，舌面可见红色芒刺。

闻诊

·闻声音·

易哭闹，小儿平素易哭啼、多梦、梦吃，可以通过问诊间接获得。

问诊

·问行为·

多动征，也可见少部分抽动征，比如注意力不集中、眨眼、努嘴、耸肩等。多动征、抽动征可自行消失，常有反复发作现象。常有暴力倾向，比如打别人、摔扔玩具等。

·问情绪·

易急躁、易发怒、易哭闹。

·问饮食·

喜肉食、奶食、冷食、煎炸辛辣食物。

·问二便·

大便干结或色深，小便黄而量少。

切诊

·切皮肤·

手足心发热。

·切脉象·

脉数。

7. 小儿高敏体状态

望 诊

· 望形体 ·

多见于肥胖，但不仅限于肥胖。

· 望皮肤 ·

可见荨麻疹，新皮疹与陈旧性皮疹交替可见，色素沉着斑明显。可见湿疹，疹形多样化。

· 望舌象 ·

舌质红，舌苔多白厚。

闻 诊

· 闻声音 ·

可听到清咽声音，即小儿经常有清嗓子的声音，类似单声咳嗽，鼻音重，常听到喷嚏声。

问 诊

· 问病史 ·

湿疹、荨麻疹、毛细支气管炎、鼻炎、哮喘。

· 问皮肤 ·

皮肤呈现过敏反应状态，蚊虫叮咬后皮肤反应强烈，持续比较久，经常抓挠皮肤，以后背、下肢明显。

· 问鼻眼 ·

经常鼻子、眼睛瘙痒，小儿常搓揉鼻子和双眼。

· 问过敏 ·

常有鱼虾、水果、蔬菜过敏史，某种或多种接触性物质过敏史，比如皮毛、花粉、粉尘等。

· 问大便 ·

大便时常干结，也可正常。

切诊

· 切皮肤 ·

皮肤粗糙，皮肤划痕试验阳性（检查者用食指或中指的甲背边缘或用棉签的无裹棉端用适度力量划压小儿背部皮肤，皮肤迅速出现红色划痕，消失缓慢，表示皮肤划痕试验阳性）。

8. 小儿怯弱体状态

望诊

· 望神态 ·

小儿神态多呈现羞怯、胆小、紧张表现。

· 望形体 ·

多种形体均可见于小儿怯弱体状态，消瘦或肥胖形体多见。

闻诊

·闻声音·

常听到夜啼、夜惊、梦呓，可以通过问诊间接获得。突然遇到响声，小儿容易被惊吓而哭闹。

问诊

·问情志·

小儿多思虑，遇事易生气，易情绪低落，易哭啼。大孩子可有多愁善感的性格特征。

·问运动·

小儿多静少动，喜欢独自一个人玩耍、阅读。

·问社交·

孩子不喜欢与同伴一起玩耍或较为被动、胆怯，喜欢紧随家长。

·问病史·

常有高热惊厥，部分有癔症。

·问睡眠·

常有夜惊。

·问出生·

多见于早产儿、小于胎龄儿（足月小样儿）、低体重儿，也可见于正常儿。

切诊

·切皮肤·

突然触摸患儿背、胸、腹部皮肤时有惊战反应，或用听诊器的听头直接接触患儿胸、背部皮肤，反应强烈。

·切脉·

大孩子脉数而无力。

六、调理小儿偏颇体质状态的目的和原则

小儿偏颇体质状态表达的是当前机体功能状态，这种状态不是疾病状态，但也不是健康状态。基于此，偏颇体质状态进行的干预用"治疗""调治"均不准确，而用"调理"表达更为适宜。"调理"有调整、纠正、纠偏的意思。调理小儿偏颇体质状态是为了调整、纠正偏颇体质状态以使其更靠近健康状态。小儿偏颇体质状态调理应遵循以下原则：

第一，小儿偏颇体质状态调理是以提升小儿机体的自稳、自调、自我修正、自我康复能力为主要目的，也就是提升机体阴阳的动态平衡能力以及机体的整体协调能力。调理强调的是运用多种手段帮助提升"自我"能力，而不是"替代"。所以，在调理小儿体质状态时应提倡自主健康原则。

第二，用偏颇体质状态表达小儿亚健康状态，其调理的目的是让这种亚健康状态尽可能地靠近健康状态，远离疾病状态。调理应遵守扶正防邪、预防为主的原则。

第三，调理小儿偏颇体质状态，应依据整体观念原则。小儿偏颇体质状态的实质是整体大系统的协调、稳定性不足，因此，其调理也必须依据整体观念。

第四，调理小儿偏颇体质状态，应优先去除影响偏颇体质状态的因素。小儿偏颇体质状态受后天因素影响较为显著，因此，调理其偏颇应首先明确并去除持续存在的相关影响因素。

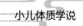

第五，调理小儿偏颇体质状态，应遵循多种技术方法融合的原则。小儿偏颇体质的形成是多因素的，其表现也是多样性的。因此，调理应融合多种有效方法和技术。

第六，调理小儿偏颇体质状态，在处方配伍、药物四气五味以及升降浮沉等方面，应遵循轻巧、轻柔、中和的原则。小儿"脏腑娇嫩""脏气清灵"，用药应审慎，不宜矫枉过正，避免纠老偏成新偏。

第七，小儿机体柔弱，最不耐药物克伐，药久伤正。调理小儿偏颇体质状态，应立足缓效，不求速愈，调休交替。

第八，调理小儿偏颇体质状态，应立足中焦脾胃，遵循通上达下，促使脾胃升降顺畅的原则。依据中医脏腑理论，小儿偏颇体质状态主要责之于中焦脾胃，调脾和胃是重要调理原则。

第九，调理小儿偏颇体质状态，应顾及兼夹性，配药施术有主而不忘次，状态变则方法变。多种体质状态兼夹性是小儿偏颇体质状态的特点之一，调理也应兼顾。

第十，调理小儿偏颇体质状态，应遵守中医"三因制宜"原则，应遵守因人、因时、因地而异的原则。又因影响小儿偏颇体质的因素很多，因此，调理还应依据影响因素的差异制定施调原则。

七、健、运、清、消四法在小儿体质调理中的应用

由于小儿生理特点是脏腑娇嫩，形气未充，这与成人有着显著的不同，其致病因素、易患疾病均不相同，临证调理小儿机体状态常用健、运、清、

消四法，有些包括在汗、吐、下、和、温、清、消、补八法之中，但也有不同之处。健，具有补、温二法的意义。运，类同八法中的和法。清，具有清、下二法的双重意义。消，具有吐、消、下三法的意义。四法合参或三法合用，或二法并使。一可用于小儿滞、疳、吐、泻诸多脾系疾病；二可用于久咳、易咳喘、易乳蛾、易感冒诸多肺系疾病；三可用于小儿五迟五软、生长缓慢、夜啼等疾病；四可用于非疾病、非健康之小儿亚健康诸证，即调理小儿偏颇体质状态。

1. 健法

健，有益气健脾，温中暖胃的含义。《育婴家秘》曰："万物五行皆藉土，人身脾胃是根基，四时调理和为贵，胃气常存怕损亏。"《幼幼集成》云："小儿脏腑和平，脾胃壮实，则荣卫宣畅，津液流通，纵使多饮水浆，不能为病。"脾胃为后天之本，只有脾胃功能完善，小儿才能生长发育好。因为小儿"脾常不足"，所以《育婴家秘》说："脾未用事，其气尚弱故曰不足。"而且小儿生长旺盛，发育迅速，对水谷精微的需求更迫切，又乳食不能自我调节，寒温不能自调，极易伤脾损胃。脾主运化，脾健则运，故常用太子参、黄芪、白术、茯苓、白扁豆等益气健脾之品。小儿脾常不足，宜温畏寒，小儿又喜凉恶热，喜食煎炸、膨化、甜腻食物，这样极易伤及脾阳，脾阳伤则运化不畅，所以常配伍温中暖胃的药物，如高良姜、炮姜等。健法属于中医八法之补、温之中。《医学心悟》言补法："补者，补其虚也……邪之所凑，其气必虚……精气夺则虚……虚者补之。"《素问·至真要大论》曰："虚者补之。"小儿生机蓬勃，何时补、如何补、何时不用再补至关重要，当小儿气虚体状态显示脾胃气虚，如乏力、易感、反复感染时可用补法。宜平补、运补，忌峻补，《儒门事亲·推原补法利害非轻说十七》言"君子贵流不贵滞，贵平不贵强"，说出了补法要领，应补中有通，补而不滞。

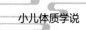

《类经附翼·求证录·大宝论》说"凡通体之温者，阳气也；一生之活者，阳气也""热为阳，寒为阴……热能生物"，说明小儿也应注意温阳。又因小儿"脾常不足"，《临证指南医案·脾胃》认为"太阴湿土，得阳始运"，脾胃主司收纳、腐熟、转输等各项功能，都是以阳气为本，调理治疗常用炮姜、干姜等温中暖胃，阳虚日久损及肾阳，脾肾二阳均不足者可选附子、补骨脂、淫羊藿等温补肾阳。脾阳虚则脾不健，得温则健，总之，健法包括补、温二法。多用于调理小儿的气虚体状态、阳虚体状态、痰湿体状态、高敏体状态、怯弱体状态。

2. 运法

运，有转、旋、动之义，这和脾的本能在于升、动、运、散以消化食物敷布精微一样，行其气滞，转其枢机，旋其动作，动其稽迟，以恢复和加强脾的固有功能。《小儿药证直诀·五脏所主》云："脾主困。实则困睡，身热，饮水；虚则吐泻，生风。"提出了"脾主困"的学术思想，其立方主旨为舒展脾气，恢复脾运。江育仁教授认为："脾运失健，胃不受纳，造成厌食；食积中焦，运化失司，是为积滞；气机不利，脾胃壅滞，引起腹痛；升降失常，浊气逆上，产生呕吐；脾失升清，合污下流，形成泄泻；脾运失职，气血不充，发生贫血；运化无能，精微不敷，久延成疳。"提出"脾健不在补贵在运"，认为运脾法是调整小儿脾胃功能的核心。笔者认为：运，有助、行、理之义，助脾运化、传导，助胃和降、腐熟；行脾之滞气，行胃之滞积；理脾之顺，理胃之降。总为理顺脾胃气机之滞缓，恢复脾胃之升清降浊功能。临证常选用苍术、厚朴、茯苓、车前子、枳壳、槟榔、炒紫苏子、莱菔子、木香、白豆蔻等。脾性喜燥而恶湿，湿性黏滞，蕴阻中州则脾气受困，输运无权。欲解脾困，需化其湿醒其脾。苍术、厚朴芳化燥湿，使湿浊内消，苍术功专入脾，走而不守，为运脾主药。茯苓、车前子淡渗利湿，使湿从下泄。脾性喜舒而恶郁，气滞不行，则水谷不运，清浊不行。枳壳、槟榔、木香、白豆蔻理气导滞，开郁助运，有行气、消胀、止痛之功。要脾之所喜而去脾之所恶，为脾胃纳运创造良好条件，使脾胃功能保持"健运"状态。

运法属于汗、吐、下、和、温、清、消、补八法中的和法，在《医学心悟·论和法》中言："有清而和者，有温而和者，有消而和者，有补而和者，有燥而和者，有润而和者，有兼表而和者，有兼攻而和者，和之义则一，而和之法变化无穷焉。""和"有"和解""调和""缓和"之义，在治法中，取其不偏不倚中和之性，即为和法。江育仁教授以为和法"具有补中寓消，消中有补，补不碍滞，消不伤正"的特点，用于小儿脾不运化，胃不受纳诸证最为合适。脾的主要生理功能为运与化，运者运其精微，化者化其水谷，现代小儿少有饮食不足者，多为伤于饮食，滞胃困脾，脾胃受纳运化功能失司，此类病证只能解其脾困，运其脾气，即使已属脾胃虚弱的病证，也应补运兼施。小儿运法者，和也、理也、利也、顺也、转也。小儿亚健康状态的核心机制是"脾胃不和"，运法则正中要点，有调脾和胃之功。运法常用于调理小儿的积滞体状态、气虚体状态、怯弱体状态、高敏体状态。

3. 清法

清，有清热泻火、清热利湿、清泻导下、清热凉血、清热解表、清热解毒、清热利尿之义。小儿脏腑娇嫩，形气未充，脏腑薄，藩篱疏，卫外功能不固，内脏正气易伤，临床常见外感之病证。小儿纯阳之体，感邪后又极易传变深入，化热化火，夹痰、夹滞、夹惊；小儿"脾常不足"，饮食不知自节，乳食失调，极易停滞，食滞生热，郁积化热，热熏心肺致咽喉、心肺之疾患，故临证清法常用。外感发热者，疏风清热；积滞发热者，消食清热；外感时疫者，解毒清热；乳蛾口疮者，上病下取，通便清热；肺炎喘嗽发热者，宣上通下，开闭清热。如此种种，皆为清法。

清法当含中医八法的清、下二法，《医学心悟》言："清者，清其热也，脏腑有热者清之。""下者，攻也，攻其邪也……病在里，则下之而已。"小儿脾胃病，多为乳食所伤，若及时清导，则胃和脾健。治不及时，乳食停滞，滞积生热，成呕逆之源，痰火之根；若及时泻下积滞，清解实热，则脾胃升降功能可以重得健运。《儒门事亲·卷二》曰："陈莝去而肠胃洁，癥瘕尽而荣卫昌，不补之中，有真补存焉。"清之目的在于祛邪，邪去则正复。临证常用栀子、黄芩、连翘、白茅根、车前子、青蒿、大黄等清解小儿体内热邪。小儿脏气清灵易趋康复，待邪去则生机盎然，机体复健，所以清法在临床很常用。但是，小儿稚阴稚阳，肠胃脆薄，不耐苦寒，需时时顾护脾胃，不可苦寒太多、太久、太重，以免损伤正气，伤津耗液，须中病即止。或伍以健、运二法以防苦寒太过之弊。清法在调理热盛体状态、积滞体状态、肝火体状态、高敏体状态应用较多。

4.消法

消，有消失、溶解、散失的意思。在中医可释解为消除、消导、祛除，有消食导滞、消除邪实之义，对于小儿亦有消痰利水之意。《素问·阴阳应象大论》曰："中满者，泻之于内……其实者，散而泻之。"是指通过"消"和"散"之法祛除体内有形或有余之实邪。张仲景《伤寒论》明确将消法应用到临床中，分为消散水气法、消痰开结法、消痞泻满法、消瘀法。《小儿药证直诀》对消法的运用甚是精到，将消法分为消乳法、消疳法、消胀法和消痰法。认为"治癖之法，当渐消磨""疳皆脾胃病……不可痛击""脾虚气未出，腹胀而不喘，可以散药治之""小儿急惊者……盖热盛则风生……利惊丸主之，以除其痰热"。消法，可消小儿之食、之滞、之痰、之水、之疳、之虫，消化食积、消除痰热、消利水留、消磨痞积、消驱虫滞。

消法含八法之吐、消、下三法之用。《医学心悟》言："吐者，治上焦也，胸次之间，咽喉之地，或有痰、食、痈脓，法当吐之。""消者，去其壅也，脏腑、筋络、肌肉之间，本无此物而忽有之，必为消散，乃得其平。""下者，攻也，攻其邪也……病在里，则下之而已。"针对小儿，催吐法较少应用，这是因为小儿胃中有滞本就易吐。小儿的痞满积滞，多责之于肠胃脆薄，运用消法更为避害稳妥。消法在临证常选用神曲、麦芽、牵牛子、莱菔子、槟榔、枳壳等具有消食除滞功效的药物。消法常配合健、运、清三法使用。总之，消法有消滞、导下、祛除的意义。消法常用来调理小儿的积滞体状态、热盛体状态、痰湿体状态、高敏体状态。

5. 附方

临床常用的两个基础协定方，此二方加减化裁广泛用于调理小儿的偏颇体质状态。

（1）消积方

积滞属小儿常见病证。正如《育婴家秘·鞠养以慎其疾》云："小儿之疾，属胎毒者十之四，属食伤者十之五，外感者十之一二。"小儿"脾常不足"，肠胃脆薄，易饥易饱，加之后天饮食失节，父母溺爱，肥甘厚味，不加制约，饮食自倍，损伤肠胃，从而容易形成积滞。积滞的小儿常有口臭、纳少、大便干结、腹胀、夜寐不安、舌苔厚或大便黏腻等症状，小儿积滞易感外邪或引发内因，从而导致发热、乳蛾、咳嗽、厌食、腹泻、腹痛、夜啼、夜惊等。消积方主要就是用于积滞引起的诸多疾病和亚健康状态。

消积方组成：姜厚朴 3g，大黄 3g，生栀子 10g，炒牵牛子 6g，炒牛蒡子 10g，车前子 15g，白豆蔻 3g，共七味。

大黄：性味苦，寒。有泻下攻积，清热泻火，凉血解毒，逐瘀通经，

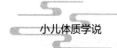

利胆退黄的功效。《药性赋》云："通秘结、导瘀血，必资大黄。"《神农本草经》曰："大黄……主下瘀血，血闭寒热，破癥瘕积聚，留饮宿食，荡涤肠胃，推陈致新，通利水谷，调中化食，安和五脏。"大黄为治疗积滞便秘的要药，小儿患病，容易发实热之证，常选大黄。

炒牵牛子：性味苦，寒；有毒。能泻下逐水，攻积杀虫，炒用则药性减缓，制约药毒。《本草纲目》云："逐痰消饮，通大肠气秘风秘，杀虫。"

方中大黄、炒牵牛子同用通腑导滞泻热。炒牵牛子亦可泻肺气，逐痰饮。

白豆蔻：性味辛，温。可化湿行气，温中止呕。《本草经解》曰："白豆蔻……主积冷气，止吐逆反胃，消谷下气。"

姜厚朴：性味苦、辛，温。可燥湿消痰，下气除满。《名医别录》曰："主温中，益气，消痰，下气，治霍乱及腹痛，胀满，胃中冷逆，胸中呕逆不止，泄痢，淋露，除惊，去留热，止烦满，厚肠胃。"《药性赋》云："厚朴温胃而去呕胀，消痰亦验。"小儿食积为多，食积必令脘腹胀满，该品甚宜。

姜厚朴行气化湿，并可助大黄泻下之力，其次姜厚朴可降肺气，燥湿。脾为生痰之源，通过对脾的燥湿行气，起到使脾不易生痰之功，白豆蔻、姜厚朴相合化湿运脾、消食积。

生栀子：性味苦，寒。归心、肺、三焦经。能泻火除烦，清热利湿，凉血解毒。《药性赋》云："栀子凉心肾，鼻衄最宜。"《神农本草经》曰："主五内邪气，胃中热气。"

车前子：性味甘，微寒。可清热利尿通淋，渗湿止泻，明目，祛痰。《本草纲目》云："导小肠热，止暑湿泻痢。"《药性赋》曰："车前子止泻利小便兮，尤能明目。"针对小儿食积泄泻，又能起利小便实大便之力。

生栀子通泻三焦之火，生栀子、车前子相合清热泻火，以消食积所生之郁热。此外车前子利尿使热从小便而下。

炒牛蒡子：性味辛、苦、寒。能疏散风热，宣肺祛痰，利咽透疹，解毒消肿。《药性赋》云："牛蒡子疏风壅之痰。"《本草求真》曰："牛蒡味辛且苦，既能降气下行，复能散风除热，是以感受风邪热毒，而见面目浮肿，咳嗽痰壅，咽间肿痛，疮疡斑疹及一切臭毒瘰闭、痘疮紫黑便闭等症，无不借此表解里清。"炒牛蒡子辛能升浮，苦寒清降，既具升发之性，又有解毒利咽之功，通达上下，易于小儿。

纵观全方，重用消法、下法，兼以健运脾胃之气。"脾宜升则健，胃宜降则和"，诸药合用，具有消积导滞、疏风清热之功。食积腹胀纳少，大便黏腻不消化者，加苍术、枳壳、神曲等运脾和胃；食积发热者，加青蒿、柴胡、枳壳、连翘等解热清热；食积咳嗽者，加炒紫苏子、枳实、桑白皮等化痰止咳消食积；脾虚食壅者，加苍术、枳壳、炒白术、焦神曲等，实际又融合了健、运二法。

（2）亚康方

小儿存在亚健康状态。小儿亚健康原因有四：一是饮食不节，脾胃不和，肠胃功能紊乱；二是处于"病瘥期"邪气已祛，胃气未复；三是反复使用多种抗生素药物；四是素体脾胃虚弱，机体柔弱。小儿亚健康状态常表现为纳呆、口臭、磨牙、口涎多、小便黄、大便不调、倦怠乏力、夜寐不安、惊惕、胆小、哭啼、易怒、多动、暴力、发作性的喷嚏、鼻塞、鼻鼾、浊涕、面色萎黄或面部花斑、面颊粟米样皮疹、毛发不荣、腹胀、口唇红赤、手足心热、多汗、牙齿不好、皮肤粗糙或皮肤痒、爪甲不荣、嗜异现象、眼袋增重、生长滞后、皮肤过敏反应、舌质红、苔白厚或腻、花剥苔等。孩子长期处于亚健康状态易呼吸道反复感染，而反复呼吸道感染又会加重亚健康状态，两者互为因果，形成恶性循环。故针对亚健康状态之核心病机"脾胃不和"立亚康方，以达调脾和胃、消食清热之效。"脾宜升则健，胃宜降则和"。

亚康方组成：槟榔 10g，焦神曲 10g，黄芩 10g，炒白扁豆 10g，茯苓

10g，生栀子 10g，炒牵牛子 6g，共七味。

茯苓：性味甘、淡，平。有利水消肿、渗湿健脾、宁心的功效。《本草衍义》云："茯苓……茯神……行水之功多，益心脾不可阙也。"《伤寒内科论》也提到"茯苓能补能泻，补则益中气，泻则利水饮。"《本草求真》曰："茯苓最为利水除湿要药，书曰健脾，即水去而脾自健之谓也。"

炒白扁豆：性味甘，微温。有补脾和中，化湿之功。《本草纲目》云："止泄痢，消暑，暖脾胃。"《药性赋》云："扁豆助脾。"

方中茯苓、炒白扁豆二药相合，健脾益气，用以恢复脾胃的健运功能。

槟榔：性味苦、辛，温。有杀虫消积、行气、利水、截疟之效。《名医别录》曰："主消谷，逐水，除痰癖，杀三虫伏尸，疗寸白。"

焦神曲：性味甘、辛，温。可消食和胃。《药性赋》云："神曲健脾胃而进饮食。"《本草纲目》云："消食下气，除痰逆霍乱，泄痢胀满诸疾。"

炒牵牛子：性味苦，寒；有毒。能泻下逐水，攻积杀虫，炒用则药性减缓，制约药毒。《本草纲目》曰："逐痰消饮，通大肠气秘风秘，杀虫。"

槟榔、焦神曲、炒牵牛子三药共奏消食导滞之功，助脾胃健运。

黄芩：性味苦，寒。可清热燥湿、泻火解毒、止血、安胎。《神农本草经》曰："主诸热黄疸，肠澼泄痢，逐水，下血闭，恶疮疽蚀火疡。"《药性赋》曰："若夫黄芩治诸热，兼主五淋。"《本草正》曰："枯者清上焦之火，消痰利气，定喘嗽，止失血，退往来寒热，风热湿热，头痛，解瘟疫，清咽，疗肺痿肺痈，乳痈发背，尤祛肌表之热……实者凉下焦之热，能除赤痢，热蓄膀胱，五淋涩痛，大肠闭结，便血，漏血。"

生栀子：性味苦，寒。归心、肺、三焦经。能泻火除烦，清热利湿，凉血解毒。《药性赋》云："栀子凉心肾，鼻衄最宜。"《神农本草经》曰："主五内邪气，胃中热气。"

黄芩、生栀子二药清热燥湿，用以清泻中州之伤食发热、湿热及郁热。

统观全方，诸药配伍，调脾和胃、消食清热。用于调理各种小儿偏颇体质状态，尤其适用于调理小儿积滞体状态、气虚体状态、热盛体状态。调理基于小儿偏颇体质状态的小儿形体消瘦、面色萎黄、食欲不振、体质虚弱、反复感冒的预防，咳嗽气喘未病先防，肺炎恢复期及哮喘缓解期等，加减化裁，每获良效。偏于纳呆者，加炒麦芽、枳壳、炒莱菔子等消食和胃；若大便干结者，加生大黄、枳壳、当归等行气润肠通下；若消瘦，体重和身高不达标者，加苍术、炒白术、补骨脂、白茅根等运脾补肾；若内热大者，加青蒿、连翘、白茅根等清解内热；若表虚多汗者，加浮小麦、生黄芪、五味子益气固表。

八、小儿偏颇体质状态易发疾病、易发症状

小儿偏颇体质状态易发疾病、易发症状，是指小儿在偏颇体质状态下较正常体质状态孩子更容易发生的疾病或更容易出现的症状或体征。实际指的是小儿偏颇体质状态的非健康倾向预警内容。

1. 久咳

久咳是指小儿反复咳嗽、持续不断、时轻时重，病程大于 4 周。久咳包括现代医学的慢性咳嗽，或咳嗽变异性哮喘，也有人称慢性支气管炎、过敏性咳嗽。用"久咳"表达小儿这种咳嗽状态，能体现咳嗽持续不断、反反复复、病程较久的特点。中医虽有咳嗽一病，但不包含持续反复的特点，因此，用"久咳"表达此类咳嗽较为适宜。久咳多责之于小儿正气不足，尤其是卫外不固，或正虚邪恋，故咳嗽反复持续不愈。现代医学多责之于

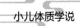

免疫失调。一方面免疫力低下，容易为各种病原体所感染；另一方面又表现免疫反应过度，出现机体过敏反应状态，从而引起长期咳嗽。此类咳嗽应用抗过敏药物治疗有效，但是长时间或经常使用抗过敏药物，又会抑制免疫力，加重免疫力失衡的第一种状态，即免疫力低下，从而更容易被各种病原体感染引起咳嗽。小儿久咳多见于气虚体状态、高敏体状态、积滞体状态、阳虚体状态、热盛体状态。

2.易感冒

易，容易、好发、反复之意。易感冒是指小儿容易感冒，既小儿反复感冒，较平素或其他孩子更容易感冒，感冒频繁发作之意。频繁到什么程度，目前并没有统一的共识，现代医学反复呼吸道感染的诊断标准可以作为参考。由于此标准过于强调1年时间内发病的次数，因此，临床上采用的较少。有学者觉得用"易感冒"较为通俗，而且更贴近临床，所以用"易"表达感冒的频繁发生，不过分强调必须每年发生多少次，只要是体现较平素更加频繁发生即可。但是，应排除感冒的持续状态，两次感冒之间的无症状和未治疗期应大于1周，这与现代医学的界定相同。另外，对短暂或偶尔的其他症状，如喷嚏、流涕不作为一次感冒的诊断。用"易"加疾病名称表达某病的频繁发生，比用"反复"更为简练，也更容易为患者理解和接受。因此，更多中医临床专家较认同用"易＋疾病"表达，如"易感冒""易积滞""易乳蛾""易鼻窒""易针眼""易腹泻""易荨麻疹""易湿疹""易口疮"等。也常用"易＋症状"表达容易频繁出现某个症状或体征，虽表达的是某个症状或体征，但其临床意义更倾向于将"易＋症或征"作为一个"证"去考虑，从而追寻伴随这个"易＋症或征"的其他临床表现而得出一个证，指导临床辨证用药。如易手足心热，手足心热虽然是一个体征，但引起手足心热的病机可能是"心脾积热证"，围绕这个证可能追寻到午后潮热、便干、口臭、多汗、舌质红等，只是手足心热这个体征更容易出现。类似的还有易鼻衄、易哭啼、易跌仆、易喷嚏等。另外，对于某些容易发生或发生较为频繁的临床表现用"易 +"的方式表达不太顺口，因此，也可以用其他方式表达。其根本上仍然表达的是频繁、更多、容易、反复的意思。如"入寐难""浅寐""多动征""抽动征""嗜睡""多梦""嗜异现象""贪食"等。

3. 易鼻衄

易鼻衄是指小儿经常无明显原因的反复鼻腔出血，单侧或双侧，通常出血量比较少，偶尔会多，夜晚常发生。小儿鼻衄的发生可在短时间内反复 2~3 次，这是由于第一次出血后结痂不牢，加上鼻腔又是一个有菌环境，小儿易揉搓，所以可在一段时间内反复多次。小儿反复鼻衄多责之于心脾积热、积滞、便秘。大多数情况下血常规检测即可排除血液系统相关疾病。易鼻衄可遵循中医"上病下取"的调理原则。更多见于热盛体状态、肝火体状态、积滞体状态。

4. 易针眼

易针眼相当于现代医学的睑腺炎、麦粒肿，现代医学认为是因细菌感染了眼睑腺而出现的急性化脓性炎症。中医认为属心火上炎所致。小儿内热较盛，容易反复发作，故称为"易针眼"。可表现为单眼的反复发作，也可以双眼交替发作，或同时发作，或持续不消。"易针眼"调理的原则是以内调为主，外治为辅，内调宜从小儿偏颇体质状态入手。小儿易针眼更多见于热盛体状态、肝火体状态、积滞体状态。饮食不节是常见的诱发因素。

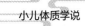

5.易腹泻

易腹泻是指容易泄泻、反复泄泻。小儿易腹泻指小儿因多种原因导致反复腹泻。原本小儿脾常不足，肠胃脆薄，较成人更容易腹泻。小儿易腹泻多见于气虚体状态、积滞体状态、阳虚体状态、高敏体状态。

6.易湿疹

易湿疹是指小儿容易发生湿疹，中医称湿疮，有反复发作、时轻时重的特点。可发作于身体的任何部位。婴儿的轻度湿疹有自愈倾向。要解决反复发作，应从体质状态入手，以内调理为主，外治为辅。小儿易湿疹多见于高敏体状态、阳虚体状态、热盛体状态。

7.易荨麻疹

易荨麻疹是指容易反复发生荨麻疹。中医属风团的范畴，借用现代医学名称"荨麻疹"更容易被患者理解，故用"易荨麻疹"表述。小儿易荨麻疹多见于高敏体状态、阳虚体状态、积滞体状态。

8.易咳喘

易咳喘是指小儿容易患咳嗽并经常伴有喘息。咳和喘可同时并见，也可先咳后喘，咳和喘轻重程度可有所侧重，咳甚喘轻，或喘甚咳轻，或咳喘并重，包括现代医学的支气管炎、哮喘、毛细支气管炎。易咳喘强调的必须有咳，并伴有喘。易咳喘与久咳的区别是久咳仅有咳而无喘，易咳喘是有咳也有喘，二者就病势来讲，易咳喘较久咳更严重，其发展为典型支气管哮喘的可能性更大，提前预防更显重要。小儿易咳喘多见于气虚体状态、高敏体状态、阳虚体状态、痰湿体状态。

9. 易乳蛾

易乳蛾是指小儿在某个季节或全年反复、频繁多次发生乳蛾。相当于现代医学的扁桃体炎。表现为喉核肿大、红赤，脓性分泌物可见，或见于单侧，或见于双侧。可伴发热，也可以不发热。喉核肿大程度可分为Ⅰ度、Ⅱ度、Ⅲ度，X 线检查常伴有腺样体增生现象。易乳蛾强调的是小儿喉核经常肿大，因为易发，所以喉核、腺样体处于增生状态。腺样体增生明显者可影响患儿睡眠质量，严重的造成呼吸障碍，常有鼻鼾、张口呼吸、咽部异物感现象。小儿易乳蛾多见于积滞体状态、热盛体状态、气虚体状态。

10. 易发热

易发热是指小儿体温反复或多次发生异常升高，不包括体温持续升高和长期低热。以反复的伤食发热、反复感冒发热为多见。小儿易发热多见于积滞体状态、气虚体状态、热盛体状态。

11. 易口疮

易口疮是指小儿容易或反复发生口腔溃疡，或口腔溃疡持久不易愈合。溃疡多发于口腔双侧颊黏膜，也可以见于齿龈、腭（上腭）、舌面、舌下、口唇、口角。小儿反复口腔溃疡也包括婴儿雪口（鹅口疮）。小儿易口疮多见于积滞体状态、热盛体状态、肝火体状态、气虚体状态。

12. 易积滞

易积滞是指小儿容易或反复发生饮食停滞不化，积于肠胃，从而出现一系列食积的临床表现。通俗地讲较多数孩子更容易发生食积现象。小儿易积滞多见于积滞体状态、气虚体状态。

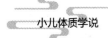

13. 易鼻窒

易鼻窒是指小儿容易发生经常性鼻塞，或鼻腔通气不畅的现象。鼻塞通常在遇冷空气刺激、晨起、晚睡前、秋冬季节更容易发生。类似现代医学的过敏性鼻炎。可影响正常呼吸，往往有张口呼吸、鼻鼾现象。小儿易鼻窒多见于高敏体状态、气虚体状态、阳虚体状态。

14. 易哭啼

易哭啼是指小儿频繁无原因或因小事哭闹，属小儿情志不畅的表现。易哭啼与小儿夜啼不同，易哭啼多发生在白天，而夜啼发生在夜晚。易哭啼通常表示孩子机体或情绪处于某种非健康状态，也是许多疾病状态的前期信号。小儿易哭啼多见于积滞体状态、肝火体状态、怯弱体状态。

15. 易跌仆

易跌仆是指已经会走路的孩子，较同龄孩子在行走、跑步、玩耍时更容易跌倒，或表现为与年龄不符的走路不稳，也包括协调动作较同龄孩子差。此类孩子意外伤害较多。小儿易跌仆多见于怯弱体状态、气虚体状态、阳虚体状态。在排除某些已知疾病的情况下，基于中医"脾主肌肉、四肢"的理论，调理脾胃是干预易跌仆的基本原则。

16. 易喷嚏

易喷嚏是指小儿频繁打喷嚏，时轻时重。晨起好发，甚至夜晚亦频发喷嚏。可因冷空气刺激、异味刺激等诱发，可伴有鼻涕、鼻窒、鼻痒。中医多属营卫不和。多见于经常厚衣厚被、缺乏日照、少经风雨的小儿。治疗上宜调和营卫，抑亢扶弱。小儿易喷嚏多见于高敏体状态、阳虚体状态、气虚体状态。

17. 入寐难

寐在中医描述为睡眠。入寐难是指小儿入睡困难，通常指卧位后较长时间不能进入睡眠，入睡时间通常超过 30 分钟。小儿入寐难多见于积滞体状态、热盛体状态、肝火体状态。

18. 浅寐

浅寐是指小儿睡眠过程中很多时候处于浅睡眠状态，很容易被外界轻微的声响、呼唤、动作扰醒。浅寐与深寐是相对应的，浅寐说明孩子的睡眠质量不好。浅寐和入寐难在小儿睡眠异常中均很常见，多与肠胃功能不好、疾病、运动不够、情绪异常有关。小儿浅寐多见于积滞体状态、怯弱体状态、阳虚体状态。

19. 多动征、抽动征

多动征和抽动征源于现代医学多动症和抽动障碍的概念，通常用于表达小儿发生的多动或抽动现象，只是程度较多动症、抽动障碍轻，持续时间较短，可间断性自行缓解。多动征，是小儿平素动作过多，手足频动、坐立不静、亢奋躁动等类似多动症的现象。多见于肝火体状态、热盛体状态。抽动征，是小儿平素发作性出现眨眼、皱额、鼻子抽动、噘嘴、耸肩等类似抽动障碍的现象。多见于肝火体状态、积滞体状态、气虚体状态。

此类孩子不提倡过早的以疾病归属，所以为了区别于病，用"征"去表述。之所以用"征"表述有以下积极意义：①利于轻症的孩子早期康复，避免过早、过度干预。②减少监护人的恐惧心理，提高家庭干预信心，并减少复发。③该征象是介于健康与疾病之间的一种中间状态，属亚健康范围。当然，"征"是可以转为疾病的，也可以认为是疾病的早期表现或轻病状态。

20. 嗜睡

嗜睡是指孩子比平时或同龄孩子睡眠多、醒后精神不振。较轻的嗜睡多与积滞、湿邪内蕴有关，较明显的嗜睡与脱水、重度贫血、严重感染等疾病有关。嗜睡也可用于描述患儿在夜晚睡眠期间不易唤醒或唤醒后很快又进入睡眠状态，遗尿的孩子较为常见，也有人称为"困睡"。小儿嗜睡更多见于痰湿体状态、气虚体状态、阳虚体状态。

21. 多梦

多梦是指孩子昼夜入睡后做梦、梦呓较多，或经常听孩子描述做梦内容，甚至睡眠中时常大呼小叫或噩梦惊醒。"多梦"提示孩子的睡眠质量欠佳。小儿多梦多见于肝火体状态、怯弱体状态、积滞体状态、痰湿体状态。

22. 嗜异现象

嗜异现象是指小儿啃食或吮吸非正常食物或非食物类物品，如嗜甲、吮指、咬衣被、吃生米、吃头发等多种异常食物或物品。相当于现代医学的异食症（异食癖）。五味过度也包括在嗜异现象范围内。如过食辣味、过食酸性食物、过食甜食或重咸口味等。嗜异现象可以是有意识或无意识的，往往在安静、情绪紧张时更容易发生。有关嗜异现象古今文献均有记载，之所以将其归属"现象"不作疾病，其基本理由同多动征、抽动征一样。积滞体状态、气虚体状态的孩子易发生嗜异现象，也可见于部分肝火体状态和怯弱体状态的孩子。

23. 贪食

贪食，也叫善食、多食、善饥饿。是指孩子饥饱无度，表现为食欲亢奋，对吃东西有过度的欲望，喜欢不停地进食。其临床特点是食多便多、腹大消瘦、营养不良。属中医"胃强脾弱"，多见于疳证患儿，贪食往往不伴有挑食现象。小儿贪食多见于气虚体状态、阳虚体状态、积滞体状态。

九、调理小儿体质状态的时机及茶饮方

1. 时机

调理小儿体质状态的时机，是指运用多种方法技术在某些容易引起小儿体质状态偏颇的时机调理机体，减少非健康状态倾向的发生。

时机1：风、寒、暑、湿、燥、火六气发生太过，或发生不及，或非其时而有其气的时候。由于小儿"脏腑薄，藩篱疏，易于传变；肌肤嫩，神气怯，易于感触"，当六气成为六淫邪气，易发外感疾病，此时调理可以有效预防外感疾病发生。

时机2：疫疠之气流行的时间段。如流感、手足口病、疱疹性咽峡炎、秋季腹泻、痢疾、麻疹、水痘、猩红热、腮腺炎的流行或好发季节，此时调理机体，扶正御邪，可预防这些传染病的发生。

时机3：有显著饮食不当的时候。比如暴饮暴食、过食油腻之后，虽积未滞，尚未成病，调理脾胃，消食导滞，可预防积滞病。

时机4：过度疲劳的时候。小儿玩耍运动，若劳倦过度，正气耗损，

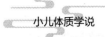

易为外邪所犯，此时调理机体，复原正气，康复机体。比如玩耍过度、睡眠不足、学习过劳、考试期间、长途旅行等均适宜调理。

时机5：大病、久病之后，或久病住院的时候。长期治疗，药毒伤正，邪去正虚，易生他病或易原病复发，此时调理有利于促进机体的康复，扶助正气，减轻病害。

时机6：长时间使用抗生素、激素的时候，损伤正气，肺脾气虚，此时调理有减毒扶正的作用。

时机7：小儿生长缓慢、筋弱肉软、行迟语迟、发迟齿迟、肉软、手软，或感统协调不好的时候，此时调理机体有扶正助长、促进机体生长发育的作用。

时机8：由于小儿神气怯弱，易抑郁怯弱、少语胆小，或急躁易怒、多动征、抽动征，此时调理有平肝益志、扶弱抑亢的作用。常用于调理积滞体状态、肝火体状态、怯弱体状态。

时机9：在小儿常见病未病期、欲病期、病后期的时候，此时调理机体状态，可起到未病先防、欲病阻断、病后防复的作用。如易感冒、久咳、易咳喘、易鼻窒、易鼻渊等。

时机10：夏暑之月的时候，此时调理小儿偏颇体质状态，起到"冬病夏治"的作用。秋末冬初调理，起到减少小儿肺系疾病发生的作用。冬末春初调理，起到预防哮喘、减少过敏反应的作用。春季万物生机，草木方萌，此时调理有利于孩子的促生助长。

102

2. 茶饮方

茶饮方 1　体弱调理茶饮方

组成： 太子参 6g，炒白扁豆 10g，生栀子 10g，焦神曲 10g，槟榔 10g，炒牵牛子 6g。

用法： 将上药打碎如豆粒，棉布包裹，水煎数分钟，小量频饮，可加蜂蜜调味。每周服 3~4 天，每天 3~5 次。

方解： 太子参味甘、微苦，性平。入心、脾、肺三经。补气健脾，生津润肺。适用于肺脾气阴两虚之证。炒白扁豆味甘，微温。归脾、胃两经。补脾和中，化湿。脾气虚最宜，暑湿吐泻亦用。生栀子味苦，性寒。入心、肺、三焦经。泻火除烦，清热利湿，凉血解毒。诸热毒、湿热证选用。焦神曲味甘、辛，性温。入脾、胃经。消食和胃。食滞腹胀满多用。槟榔味苦、辛，性温。入胃、大肠经。杀虫又消积。炒牵牛子味苦，性寒，有毒。入肺、肾、大肠三经。泻下逐水，攻积杀虫。炒之则令药缓毒轻，且炒后气香，攻积之中略有健脾作用。可用于痰盛喘咳，饮食积滞。

作用： 最宜调理小儿气虚体状态、阳虚体状态之易感冒、久咳不瘥。脾虚消瘦，纳呆不食。

茶饮方 2　内热清解茶饮方

组成： 白茅根 15g，炒牛蒡子 10g，生大黄 3g，车前子 15g，生栀子 10g。

用法： 方法同茶饮方 1。

方解： 白茅根味甘，性寒。入肺、胃、膀胱经。清肺胃热、凉血止血、清热利尿。适用于胃热呕吐，肺热喘咳，血热鼻衄诸证。小儿尿频者也可。炒牛蒡子味辛、苦，性寒。入肺、胃经。疏散风热，宣肺祛痰，又利咽透疹，解毒消肿。尤适用于小儿常发之肺系热证，如咽喉肿痛、乳蛾痰热、疮疡肿毒。生大黄味苦，性寒。入脾、胃、大肠、心包、肝经。泻下攻积，清热泻火，凉血解毒。小儿积滞便秘常选。尤适用于小儿上病之下取诸证，如目赤咽肿、血热鼻衄、乳蛾口疮，痄腮丹毒必用。车前子味甘，性微寒。入肝、肾、肺、小肠经。清热利尿通淋，渗湿止泻，明目，祛痰。此旨意在清热于便溺之中。止泻之旨则利小便而实大便也。生栀子同理。

作用： 最宜调理小儿热盛体状态、肝火体状态、积滞体状态。

茶饮方3 食积消化茶饮方

组成： 茯苓 10g，生栀子 10g，槟榔 6g，炒牵牛子 6g，炒麦芽 10g，枳壳 6g。

用法： 方法同茶饮方 1。

方解： 茯苓味甘、淡，性平。入心、脾、肾三经。利水消肿，渗湿健脾。尤适用于小儿肺脾气虚之咳喘痰饮诸证。脾虚泄泻，胀满食少者亦可。生栀子、炒牵牛子、槟榔同理。炒麦芽味甘，性平。归脾、胃经。行气消食，健脾开胃，最适用于小儿米面薯蓣积滞诸证。枳壳味苦、辛、酸，性微寒。入脾、胃、大肠经。功在消积、化痰、除痞。胃肠积滞，湿热泻痢诸疾好发于小儿，用之正中病机。

作用： 最宜调理积滞体状态。

第三篇

小儿体质学说科学研究

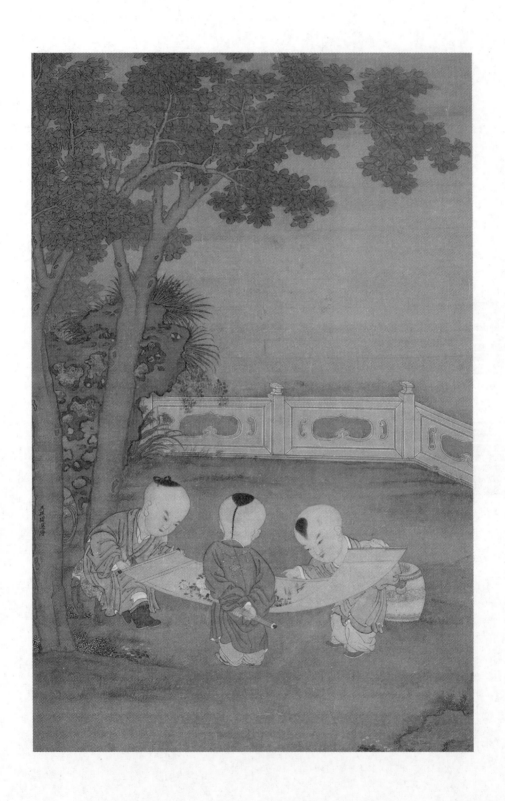

一、小儿体质学说现代研究

20 世纪 80 年代末，陆续有学者开始对小儿体质分型进行研究，但各家观点不一，至今仍无统一标准。现从以下几个方面对近 30 多年来关于小儿体质学说的研究进展综述如下。

1. 小儿体质的分型

近 30 多年来中医儿科界的探索和研究在一定程度上使小儿体质研究得到了进一步的完善。但在小儿体质分型方面，目前仍缺乏统一的标准，且体质分型方法繁多，为了厘清小儿体质分型的发展脉络，现按发表时间进行文献总结，其中剔除了从疾病角度进行的体质分型，见表 1。

表 1　近 30 多年来中国中医小儿体质分型调查

年份	作者	体质分型
1989	朱锦善	正常质、痰湿质、气虚质、内热质、气阴两虚质
1991	朱永芳	正常体质、燥热羸瘦质、虚冷瘦弱质、腻滞肥胖质、晦涩浮肿质、倦怠萎软质
1995	王明明	正常质、脾禀不足质、肾禀不足质、肺禀不足质、心禀不足质、肝禀不足质、胎热质
1996	苏树蓉	均衡体质、不均衡体质（肺脾质Ⅰ、Ⅱ型，脾肾质Ⅰ、Ⅱ型）

续表

年份	作者	体质分型
1996	李燕	阳盛质、阴盛质、阴阳平和质
1998	温振英	阴阳平和型、滞热型、脾胃气虚型、脾胃阴虚型、脾胃气阴两虚型
1998	陈立翠	正常质、阴虚燥红质、阳虚迟冷质、痰湿腻滞质、气血两虚倦怠质、阳盛质
2002	张吉仲	平和质、阳热质、痰湿质、不足质
2003	高树彬	正常质、偏颇质
2006	王济生	平常质、虚寒质、燥热质、痰湿质、瘀郁质
2006	邓雪梅	寒、热、虚、实、湿
2008	殷瑛	平和体质、偏颇体质（心肝有余、肺脾不足）
2010	潘佩光	生机旺盛质、脾虚质、积滞质、热滞质、湿滞质、心火偏旺质、异禀质
2010	黄航宇	均衡型、阴虚型、阳虚型、湿热型、特异质
2011	孙辉	常态、偏态（肺弱、脾弱、肾弱、肝旺、心火）
2012	陈玉琴	特异型体质、湿热型体质、阳虚型体质（脾肾阳虚型、脾阳虚型）
2013	孔金凤	均衡质、不均衡质（阴虚质、阳虚质、气虚质、痰湿质）
2013	林湘屏	正常质、脾气不足质、痰湿质、脾阴不足质、内热质
2014	刘卓勋	平和质、气虚质、阳虚质、阴虚质、湿热质、痰湿质、气郁质
2015	魏毅	正常质、偏颇质（肺气虚质、脾气虚质、肾气虚质、心血虚质、肝血虚质、脾虚湿滞质、脾虚肝旺质、痰湿内蕴质、阴虚内热质）
2016	林丽丽	肺脾肾不足阴多阳少质（痰湿易化寒体质、阳虚体、气虚体）、心肝有余阳多阴少质（痰湿易化热体质、阴虚体质）、血瘀质、特禀质
2017	徐荣谦	平和质、偏肺虚质、偏脾虚质、偏肾虚质、偏肝亢质、偏阳热质、偏阴虚质、偏怯弱质、特敏质
2017	王亚君	均衡型、肺脾气虚型、脾虚湿盛型、心肝火旺型、脾胃伏火型、阴虚型、肝肾亏虚型、特禀型
2017	侯江红	健康体、气虚体、阳虚体、痰湿体、积滞体、肝火体、热盛体、高敏体、怯弱体
2017	孙艳淑	平和质、肺虚质、脾虚质、肾虚质、痰湿质、内热质、特禀质（婴儿期）
2019	汪受传	和平质、特禀质、气虚质、血虚质、阴虚质、阳虚质、痰湿质、阳热质
2020	叶绮娜	平和型、脾虚型、肺虚型、肾虚型、阳热型、阴虚型、痰湿型、脾弱湿滞型（岭南特有）、特禀型

2. 小儿体质的分型依据

（1）根据五脏禀赋、气血阴阳盛衰分型

王明明从脏腑角度将120例正常初生儿体质分为正常质、脾禀不足质、肾禀不足质、肺禀不足质、心禀不足质、肝禀不足质、胎热质7种。苏树蓉根据小儿肺脾肾常不足的五脏特性，将1061例小儿体质分为均衡体质和不均衡体质，其中不均衡体质又分为4型，包括肺脾质Ⅰ型（阳多阴少型）、Ⅱ型（阴多阳少型），脾肾质Ⅰ、Ⅱ型。此种分型方法强调了小儿肺脾肾三脏相对不足的体质特点。高树彬依据脏腑与气血阴阳等中医理论，将小儿体质分为正常质和偏颇质，但偏颇质具体分型未见记载。王济生根据中医理论将体质分为平常质、虚寒质、燥热质、痰湿质和瘀郁质，并提出从调理母体着手养胎育婴，实现优生优育，减少小儿偏颇体质。殷瑛针对0~3岁儿童，提出了"两体论"，即平和体质、偏颇体质，偏颇体质又分为心肝有余（热体）和肺脾不足（寒体）。黄航宇结合五脏禀赋与阴阳气血盛衰，将小儿体质分为均衡型、阴虚型、阳虚型、湿热型、特异质，其中阴虚型细分为脾肺阴虚型和肺肾阴虚型，阳虚型分为脾阳虚型和脾肾阳虚型。孙辉将小儿体质分为常态和偏态，其中偏态包含肺弱、脾弱、肾弱、肝旺、心火，此分型方法与明代儿科医家万全的"肝有余，脾常不足，肾常虚……心常有余而肺常不足"理论相契合，概括了小儿的五脏特性。魏毅根据脏腑与气血阴阳理论将小儿体质分为正常质和偏颇质，其中偏颇质又分为肺气虚质、脾气虚质、肾气虚质、心血虚质、肝血虚质、脾虚湿滞质、脾虚肝旺质、痰湿内蕴质、阴虚内热质。林丽丽在气血、阴阳及五脏的基础上将不同年龄阶段的小儿体质分为肺脾肾不足阴多阳少质（痰湿易化寒体质、阳虚体、气虚体）、心肝有余阳多阴少质（痰湿易化热体质、阴虚体质）、血瘀质和特禀质，其中肺脾肾不足阴多阳少质以婴幼儿期（从

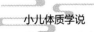

出生到 3 周岁）多见，心肝有余阳多阴少质以学龄前期或学龄期小儿（3~15 周岁）多见。此种分型既涵盖了小儿的五脏禀赋，又兼顾了不同年龄阶段的特点，内容较为全面。徐荣谦基于儿童"少阳体态"的特点，将小儿体质分为平和质、偏肺虚质、偏脾虚质、偏肾虚质、偏肝亢质、偏阳热质、偏阴虚质、偏怯弱质、特敏质，将小儿五脏特性与"少阳"理论相融合，总结较为全面。汪受传依据气血阴阳和脏腑虚实，提出小儿体质"八分法"，即和平质、特禀质、气虚质、血虚质、阴虚质、阳虚质、痰湿质、阳热质，其中气虚质常出现偏肺气虚、偏脾气虚、偏肾气虚，阳虚质易表现为偏脾阳虚、肾阳虚、心阳虚，阴虚质在五脏皆可见到，此分型兼顾小儿气血、阴阳及五脏偏颇，并对不同体质的生活调护及饮食调理进行了阐述，内容较为全面。

（2）根据临床经验分型

朱锦善根据多年临床观察将小儿体质分为正常质、痰湿质、气虚质、内热质、气阴两虚质，并从体质表现、形成因素、病理特点、治疗宜忌与日常保健等方面详细阐述了 5 种体质。朱永芳结合临床经验及四诊，将小儿体质分为正常体质、燥热羸瘦质、虚冷瘦弱质、腻滞肥胖质、晦涩浮肿质、倦怠萎软质，此分型从名称上直观体现了小儿的寒热、虚实、胖瘦特征，并阐述了不同体质的治疗用药，有一定参考意义。李燕通过四诊合参，对 225 例足月健康新生儿进行临床观察和统计分析，将体质分为阳盛质、阴盛质、阴阳平和质，此分型应用于新生儿较为简便可行。陈立翠经过长期临床观察，将体质分为正常质、阴虚燥红质、阳虚迟冷质、痰湿腻滞质、气血两虚倦怠质、阳盛质，强调饮食调养对于纠正体质偏盛、偏衰的重要性，为日常饮食养生提供了思路。张吉仲在前人理论的基础上，结合临床观察，将小儿体质分为平和质、阳热质、痰湿质、不足质。邓雪梅根据长期临证经验将小儿体质分为寒、热、虚、实、湿 5 型。邓雪梅认为饮食营养是影响小儿体质的最重要因素，小儿营养保健要以健运脾胃为核心，因此提出"辨证施食""三因制宜"。此分型对于人们日常营养保健来说较易做到辨别体质，有较高应用价值，且相关体质的饮食营养保健理念值得参考借鉴。潘佩光通过研究将 0~6 岁小儿体质分为生机旺盛质、脾虚质、积滞质、热滞质、湿滞质、心火偏旺质、异禀质，详细阐述了不同体质的成因、表现、饮食、生长发育状况及疾病倾向等内容，从分型方法可以发现潘佩光认为小儿除脾虚、湿滞外多为实性体质。刘卓勋通过临床经验及文献回顾将岭南地区小儿体质初步分为平和质、气虚质、阳虚质、阴虚质、湿热质、痰湿质、气郁质。此种分型方法强调了地理、气候、饮食对于不同地区小儿体质的影响，重点突出小儿体质的地域特征，属于整体中的部分体质，其对于全国小儿体质分型标准的确立有积极意义。

（3）根据文献或专家共识分型

孔金凤在对专家问卷调查结果进行统计分析后，制定了小儿体质分型标准：均衡质、不均衡质，其中不均衡质包括阴虚质、阳虚质、气虚质、痰湿质 4 型。此分型较大程度集中了专家的思想共性，但由于消除了依靠个别专家意见的局限性和片面性，使得一些提出阳虚质、阴虚质应分脏腑的意见，以及提出应增加血虚质、气阴两虚质、特禀质的专家意见未能被采纳。林湘屏将文献研究与调查及专家访谈相结合，初步制定小儿体质分型标准：正常质、脾气不足质、痰湿质、脾阴不足质、内热质，此分型综合了多位医家体质理论中出现频率较高的几种体质类型，凝聚了多位医家的共识，但由于其筛选医家具有主观性，各医家体质分型的信度难以保证，对于最终体质分型标准的信度有一定影响。叶绮娜通过参考王琦及汪受传的体质分型，并结合岭南特色，将小儿体质分为平和型、脾虚型、肺虚型、肾虚型、阳热型、阴虚型、痰湿型、脾弱湿滞型（岭南特有）、特禀型。

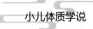

（4）根据小儿体质特点分型

温振英通过查阅文献，结合小儿脾常不足的生理特点，将体质分为阴阳平和型、滞热型、脾胃气虚型、脾胃阴虚型、脾胃气阴两虚型，文中指出了体质可能存在民族差异性，并认为小儿饮食结构改变可能影响体质，因此强调辨体用药和进食的重要性。陈玉琴根据小儿体质个性特点，将体质分为特异型体质、湿热型体质、阳虚型体质 3 种，其中阳虚型体质又分为脾肾阳虚型、脾阳虚型。王亚君根据小儿体质特点，将体质分为均衡型、肺脾气虚型、脾虚湿盛型、心肝火旺型、脾胃伏火型、阴虚型、肝肾亏虚型、特禀型，此分型将小儿脏腑与阴阳、寒热、虚实相结合，描述了不同体质小儿的心理特征和发病倾向，阐明了体质与心理、疾病的关联性，强调"因体制宜"的重要意义，辨体治疗对于日渐增多的社会心理疾病有积极意义。笔者根据小儿生理病理特点，将偏颇体质分为健康体、气虚体、阳虚体、痰湿体、积滞体、肝火体、热盛体、高敏体、怯弱体，并阐述了不同体质的发生多与脾关系密切，强调了脾胃功能失调与小儿偏颇体质之间的联系。孙艳淑根据新生儿—婴儿期生理病理特点，将此阶段小儿体质分为平和质、肺虚质、脾虚质、肾虚质、痰湿质、内热质、特禀质 7 型。此分型强调了小儿肺脾肾不足的特点。

3. 小儿体质与不同疾病易感性的关系

《素问·刺法论》有云："正气存内，邪不可干。"可见感邪发病与体质强弱有密切关系，体质偏颇决定患儿对于疾病的易感性和所患疾病的倾向性。近些年，许多学者对小儿体质与不同疾病的易感性进行了深入研究。

（1）小儿体质与肺系疾病易感性的关系

张琦等参照朱锦善的体质分型，认为小儿感冒以咳嗽为主症时，有痰湿、气虚与阴虚内热体质的差异。王力宁和王康东将咳嗽患儿体质分为正常质、阴虚质、气虚质和痰湿质。黄珊珊等参照王琦的体质分型，发现小儿咳嗽常见于阴虚型、气虚型、痰湿型体质。连小艳等认为小儿外感咳嗽多见于阳热和阴虚内热体质。唐彦等采用苏树蓉的体质分型，发现小儿咳嗽多为肺脾质Ⅰ型（阳多阴少型）。任勤认为小儿咳嗽常见于肺脾气虚型、实热型、痰湿型及肺阴虚型体质。钱玉凡和郑明昱认为痰湿体小儿易患毛细支气管炎，此种体质小儿"脾常不足"的特点突出。胡盼根据"小儿体质八分法"分为平和质、阳盛内热质、阴虚瘦小质、肺脾气虚质、脾虚食滞质、脾肾不足质、湿热蕴结质、特禀质，结合临床发现，小儿急性扁桃体炎常见于阳盛内热质和阴虚瘦小质。夏晨萍等采用王琦的体质分型，发现哮喘患儿以特禀质、气虚质、阳虚质、阴虚质和气虚质兼阳虚质最为常见。王济生认为小儿哮喘主要发生于虚寒质和痰湿质。赵霞发现哮喘患儿以气虚质、肺禀不足偏阴虚质多见。程燕认为反复呼吸道感染患儿多属阴阳不均衡质，以气阴两虚质及阳虚质为主。林湘屏等认为复感儿多见于阴虚质、内热质。李丽华等参照温振英的体质分型，通过研究发现复感儿均为偏颇质，以气虚质为主。多位学者参照王琦的体质分型，其中陈雅琴等自拟小儿体质8种类型：气虚质、阴虚质、阳虚质、湿热质、痰湿质、气郁质、瘀血质、平和质，并研究发现复感儿以偏颇质居多，各类偏颇质以气虚质、阴虚质多见。杜蕊发现气阴两虚质、阴虚质和气虚质的复感儿多见。孟伟霞发现复感儿以气虚质居多。鲁艳芳等发现复感儿常见的体质依次为阳盛内热质、阴虚瘦小质、肺脾气虚质、湿热蕴结质、脾虚食滞质、特禀质、脾肾不足质、平和质。于晓琳发现复感儿的常见体质为阴虚瘦小质、阳盛内热质、肺脾气虚质、湿热蕴结质、脾虚食滞质、脾肾不足质、特禀质、平和质，与鲁艳芳等的研究略有差异。冯斌等根据郑启仲的经验将复感儿体质分为气虚质、阴虚质、气血两虚质、实热质4类。宋金婷等将复感儿中医体质分为气虚质、阴虚质、气阴两虚质、阳虚质、痰湿质、湿热质及食积郁热质7种。综合多位医家的观点，实热质易患急性扁桃体炎和反复上呼吸道感染；气虚质易患咳嗽、哮喘和反复上呼吸道感染；阴虚质易患咳嗽、哮喘、急性扁桃体炎和反复上呼吸道感染；痰湿质易患咳嗽、哮喘；特禀质易患哮喘；阳虚质易患哮喘和反复上呼吸道感染；气阴两虚质、湿热质易反复上呼吸道感染。

（2）小儿体质与心系疾病易感性的关系

马融将癫痫患儿体质分为湿热质和痰湿质、实热质、气郁质、瘀血质、不足质。癫痫病因包括先天因素、后天因素及诱发因素，先天因素责之于胎禀不足，属不足质，后天因素包括痰浊内伏、痰火交结、瘀血阻络等，诱发因素为多种行为所致气机逆乱，因此湿热质、痰湿质、实热质、气郁质、瘀血质及不足质易发癫痫。

（3）小儿体质与脾胃系疾病易感性的关系

马萌、支晓艳均参照汪受传的体质分型，其中马萌发现正常质、阴亏内热质的厌食患儿居多，发病年龄有断奶、入托两个高峰期。支晓艳认为厌食患儿以脾弱湿滞质、脾气不足质、阴亏内热质为主。叶进将小儿体质分为气虚质、夹湿质、阴虚质和肝旺质4类，临床中厌食患儿以气虚质较为常见。因此可知气虚质、夹湿质、阴虚质易患厌食。

（4）小儿体质与肝胆系疾病易感性的关系

陈立翠发现抽动秽语综合征的患儿体质分为肺热阳盛质、阴虚燥红质、湿热腻滞质、气血两虚倦怠质、阳虚迟冷质。赵静参照王琦的体质分型，发现抽动障碍患儿的偏颇体质中兼夹性体质略多于单一体质，以阴虚质为主，7岁以下多为单一体质，7岁以上患儿体质兼夹性逐渐复杂化。李莹采用皇甫燕的体质分型，将体质分为正常型、脾胃虚弱型、肝肾不足型、肾气不足型、血虚型，其中脾胃虚弱型和肝肾不足型的小儿易患抽动障碍。李贝婷等参照苏树蓉的体质分型，发现肺脾质Ⅰ型（阳多阴少型）的抽动障碍患儿最多，其余依次为肺脾质Ⅱ型（阴多阳少型）、脾肾质Ⅰ型、均衡质，未见脾肾质Ⅱ型患儿。董玲等将抽动障碍患儿体质分为肝亢风动质、气郁化火质、脾虚肝旺质、阴虚风动质4型。顾国祥在临床中将抽动障碍分为3型：肝亢痰扰质、脾虚肝旺质、阴虚阳亢质。另外刘弼臣临证中发现此病患儿常伴有鼻塞流涕等，且抽动障碍常因外感诱发或加重，因而认为抽动障碍患儿常存在肺虚质。琚玮将多动症患儿体质分为心肝火旺质、脾胃伏火质、脾虚肝亢质。各家普遍认为抽动障碍、多动症与肝、脾、肺多脏相关，与阴虚体质关系密切，本病病位在肝，病机为风痰交结、肝亢风动，因小儿肝常有余、阳常有余、阴常不足，故肝阳易亢、肝风易动，因此肝旺质、脾虚质、阴虚质、阳盛质易发抽动障碍、多动症。

（5）小儿体质与肾系疾病易感性的关系

李伟伟认为在小儿肾病初期、水肿期及恢复期，以肺脾气虚、脾肾阳虚体为主，难治性小儿肾病或长期应用激素的患儿，体质多转变为肝肾阴虚或气阴两虚。李蕙、黄碧瑾等均采用汪受传的体质分型，发现性早熟患儿体质多为阴虚内热质、脾弱肝旺质、痰湿内蕴质。师翠云将性早熟患儿的体质分为寒、热、虚、湿4型，其中热性体质在性早熟患儿中最多见。小儿肾病病位在肺脾肾，病机为肺脾肾功能失调、气化失常，肺脾气虚质、脾肾阳虚质易患此病。性早熟由阴阳平衡失调、阴虚火旺或肝郁化火所致，因此热性体质多发此病。

（6）小儿体质与气血津液疾病易感性的关系

柴茂山将体质分为正常质、燥红质、倦㿠质、迟冷质、腻滞质、晦涩质，而过敏性紫癜患儿以燥红质为主。王有鹏认为小儿过敏性紫癜与湿热体质密切相关。其总结众医家观点认为气虚质、阴虚质、湿热质、瘀血质的小儿可能是过敏性紫癜发病的主要人群。王娟采用张君的体质分型，将小儿体质分为均衡质、偏气虚质、偏阳虚质、偏阴虚质、偏痰湿质，经过研究发现盗汗小儿的体质主要为偏阴虚质和偏阳虚质，其中偏阴虚质最多，1~6岁小儿多见此病。因此，阴虚质易患过敏性紫癜、盗汗；湿热质、气虚质、瘀血质易患过敏性紫癜；阳虚质易患盗汗。

（7）小儿体质与皮肤疾病易感性的关系

陈立翠等研究发现小儿湿疹、荨麻疹、丘疹性荨麻疹均以肺热阳盛质、痰湿腻滞质、阴虚燥红质、气虚倦怠质、阳虚迟冷质由高到低呈递减趋势，呈现"异病同质"的特点。谭艳在陈立翠的基础上发现小儿一般在0~3岁易患湿疹、荨麻疹、丘疹性荨麻疹，2~3岁起易患变应性鼻炎（过敏性鼻炎）、哮喘、过敏性肠炎等，若未得到有效治疗，则可能在4岁左右出现抽动障碍、多动症。崔小芳、庄严等参照陈立翠的小儿体质分型，其中庄严等发现湿疹患儿有平和质存在，与陈立翠的研究有所差异。崔小芳发现7岁以下患儿体质集中在肺热阳盛质、痰湿腻滞质、阴虚燥红质，7岁以上患儿变态反应性皮肤病（过敏性皮肤病）患病率显著下降。袁安香参照王琦的体质分型，发现小儿湿疹的偏颇质多于正常体质，偏颇质以特禀质、痰湿质为主。陈思羽总结了各医家对湿疹患儿体质的研究：肺热阳盛质、湿热质、痰湿质、阴虚燥红质、特禀质为小儿湿疹的高发体质。谭汉旭等采用李燕的小儿体质三分法，认为婴儿湿疹中偏颇质多于平和质，而偏颇质中阳盛质的总体湿疹严重程度最高。赵清、张剑参照苏树蓉的体质分型，其中赵清发现异位性皮炎患儿的体质以肺脾质Ⅰ型（阳多阴少型）最多，其次是肺脾质Ⅱ型（阴多阳少型），年龄以2~6岁居多。综上所述，阳盛质、痰湿质、阴虚质易发湿疹、荨麻疹、丘疹性荨麻疹，其中阳盛质还易患异位性皮炎；阴盛质、湿热质、特禀质、平和质易发湿疹。

（8）小儿体质与传染性疾病易感性的关系

周亚兵采用王琦的体质分型，经研究发现重症手足口病患儿体质以特禀质、气虚质、阳虚质为主，未见瘀血质和气郁质。因此，特禀质、气虚质、阳虚质易患重症手足口病。

通过研究不同体质对于各种疾病的易感性，可以对疾病的发生、发展进行健康预警和提前干预，改善机体内环境，及时纠正体质的偏颇，消除疾病产生的内在机制，达到治未病的目的。

4. 小儿体质与不同疾病的调治方法

生活起居调护对增强小儿体质、抵御疾病起着重要的作用。《素问·脏气法时论》云："五谷为养、五果为助、五畜为益、五菜为充。"合理饮食对于孩子的健康十分必要，平时要减少辛辣油腻、生冷寒凉等食物的摄入，避免小儿饮食过饱，以免内伤脾胃。让孩子增加户外活动，接受日光疗法，接触自然万物，"数见风日"有助于小儿的生长发育。另外，高质量且充足的睡眠也是小儿生长发育所必需的，午睡时间过长、夜间入睡过晚，都会对孩子的睡眠节律产生负面影响，因此应保证小儿睡眠做到有时、有度、有律。除了生活调护，疾病状态下进行合理用药也是必不可少的。

（1）小儿体质与肺系疾病的调治方法

正常体质的小儿患风寒咳嗽常用杏苏散加减，风热咳嗽常用桑菊饮加减，重症可用麻杏石甘汤加减。实热质的外感咳嗽可用桑薄清宣汤（张珍玉自拟：桑叶、薄荷、牛蒡子、板蓝根、桔梗、炒枳壳、紫菀、川贝母、甘草）加减，也可选用桑菊饮合清宁散加减。痰湿质用麻杏二陈汤加减，慎用桔梗等升提之品。气虚质可在风寒方（杏苏散）或风热方（桑菊饮）的基础上酌情加益气药，或用玉屏风散合杏苏散加减。阴虚质可在风寒方

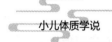

或风热方的基础上酌情加养阴清热药，或方用沙参麦冬汤加减，慎用燥湿化痰药。在哮喘患儿中，阳虚质常用玉屏风散合桂枝汤加减；痰湿质常用二陈汤合三子养亲汤加减。实热质复感儿以清热泻火为主，但不可过用寒凉伐气；气虚质宜健脾益气、补肺固表；阴虚质宜育阴清热；气阴两虚宜益气养阴、健脾润肺；阳虚质在感染期宜疏风散寒除湿，缓解期重在健脾益气、温肾助阳。

（2）小儿体质与心系疾病的调治方法

湿热质的癫痫患儿，若湿重于热，用三仁汤加减；湿热并重，用甘露消毒丹加减。痰湿质常用涤痰汤加减。气郁质常以柴桂龙牡汤合柴胡疏肝散加减。瘀血质用血府逐瘀汤合逍遥散加减。实热质包括外感高热质、肝火内盛质、脾胃积热质和心火亢盛质，其中外感高热质以银翘散加减，肝火内盛质用风引汤加减，脾胃积热质用凉膈散加减，心火亢盛质宜导赤散加减。不足质可分为脾虚痰盛质、肺气不足质、心脾阴伤质和脾肾两虚质，其中脾虚痰盛质用六君子汤加减，肺气不足质用玉屏风散加减，心脾阴伤质宜用百合汤加减，脾肾两虚质宜用河车八味丸或固真汤加减。

（3）小儿体质与脾系疾病的调治方法

气虚质分为脾气不足质、肺气不足质、肾气不足质。脾气不足质用异功散加减，肺气不足质用玉屏风散合六君子汤加减，肾气不足质用金匮肾气丸合理中丸加减。夹湿质可分为痰湿内蕴质、脾虚湿滞质，其中痰湿内蕴质用二陈汤加减，脾虚湿滞质用参苓白术散加减。阴虚质有肝阴不足质、阴虚火旺质，而肝阴不足质常用一贯煎加减，阴虚火旺质多用知柏地黄丸加减。

（4）小儿体质与肝胆系疾病的调治方法

抽动障碍、多动症病位在肝，其中肝旺质宜选用天麻钩藤饮加减，阳盛质用柴胡疏肝散合泻青丸加减，脾虚质用四君子汤合泻青丸加减，阴虚质用杞菊地黄丸加减。其治疗原则为调理体质与疏肝、泻肝、柔肝并举。

（5）小儿体质与肾系疾病的调治方法

小儿肾病的发病初期、水肿期及恢复期，依据体质选用温阳理气健脾之品；难治性小儿肾病或长期应用激素的患儿，酌情予以益气养阴温肾之品。性早熟临床治疗方法及疗效较为有限，在根据体质对患儿进行药物治疗的同时，应加强生活管理，尽量食用天然食物，减少含激素食物摄入的可能，减轻课业负担，减少熬夜次数，避免发病危险因素，预防大于治疗。

（6）小儿体质与气血津液疾病的调治方法

柴茂山认为过敏性紫癜的治疗原则是改善体质、驱除邪毒异物、止血活血相结合，治疗的主方为脱敏调血汤（当归、丹参、川芎、三七、连翘、荆芥、白鲜皮、仙鹤草、生甘草），再根据体质差异进行加减。其中阴虚质加滋阴清热药，气虚质加培补气血药，瘀血质加化瘀止血药。王有鹏认为湿热体质导致小儿过敏性紫癜，治疗应以温胆汤为基础方，注重利湿热，使湿热之邪从小便而出，给邪以出路。

（7）小儿体质与皮肤疾病的调治方法

小儿变态反应性皮肤病发作时，阳盛质的调治原则为清热消疹润肠，痰湿质治宜燥湿化痰、祛风止痒，阴虚质治宜滋养肝肾、祛风止痒。另外，湿热质的湿疹患儿在饮食上应忌食辛热之品，适度食用甘凉。

正如《景岳全书》所言："小儿气血未充，而一生盛衰之基，全在幼时，此饮食之宜调，而药饵尤当慎也。"小儿用药应依据病情轻重和脏腑功能灵活运用，不可重浊，不宜呆滞，不得妄加攻伐，要中病即止，以防药物不当损伤小儿体质。在辨证论治的基础上结合患儿体质类型，做到辨证与辨体相结合。

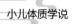
5.问题与展望

　　我国的小儿体质研究仍处于各家学说状态，尤其是体质分型较难统一，这需要更广泛的临床数据进行分析研究。由于小儿特殊的生理特点使其一直处于不断的动态变化之中，易受药物、环境、饮食等外界因素的影响，使小儿体质呈现出易感性、可变性和可塑性的特征，并影响着疾病的发生、发展、预后和转归，因此偏颇体质状态下的非健康倾向，特别是基于小儿常见、多发、易感疾病的预警更值得深入探讨。小儿体质状态的研究须基于主动健康的定位，其意义在于促进小儿生长发育，保持小儿整体健康、主动健康，让小儿不生病、少生病。可喜的是随着国家对主动健康的重视，关于小儿体质的研究越来越多，近5年研究小儿体质学说的文献约占所引总文献的25%，而且研究得更加深入，更加贴近临床应用，这将为孩子们未来的主动健康带来积极的意义。

二、小儿体质学说研究的背景及意义

　　自古至今，众多学者研究小儿体质状态，其研究成果完善了中医理论，特别是完善了小儿体质学说的中医理论，也丰富了基于小儿体质学说的临床应用。

　　小儿体质学说研究是一项长期的任务，笔者及其团队积极参与其中，并为此努力工作。

1. 研究小儿体质学说的背景和基础

第一，基于古代医家提出的有关小儿体质学说，其研究结论较为概括，属上位理论，对临床应用具有指导意义，但体质状态的分类不具体，对非健康倾向预警较少，仅有"热多冷少"。

第二，基于现代学者对小儿体质学说的研究成果，近代医家对小儿体质学说的研究及分类更加具体，比如5种分类法、6种分类法、8种分类法等，但其辨识方法的可操作性还需更加完善。

第三，基于临床问题的思考，主要从以下五个方面着手。

一是临床中发现许多孩子所患疾病有明显的趋向性，比如有的孩子易发热、有的易咳嗽、有的易积滞、有的易乳蛾，某种疾病此孩子易发，彼孩子不易发，有明显的个体易感性特征，我们假设与体质状态有关。

二是在同样的基础条件下，孩子生长评估结果有差异性，甚至同一个孩子的生长发育在时间上也有差异，除了生理原因外，其表现为某个阶段生长发育良好，某个阶段生长迟缓，我们假设与体质状态有关。

三是孩子性格和心理的缺失、异常与体质状态有一定的相关性，可表现为同一孩子性格、心理在时间上的差异。

四是对食物和其他物质的过敏反应也体现在不同的个体之间，甚至同一个体也可以存在差异，而且这种过敏反应与父母存在一定的相关性。

五是小儿的一些非健康倾向与某种偶发因素相关，比如手术后、疾病后。也就是说某些偶发因素作用于不同的个体，会影响该个体易发某种疾病。如某孩子平素很健康，自从做了骨折手术或患了某种疾病之后，就很容易发生疾病，我们假设这种现象与体质状态变化相关。还有，某个特定时间段对体质状态的影响，比如入幼儿园的初期、考试期或某个年龄段，其非健康倾向都会受这些特定时间段的影响，同样假设与体质状态相关。

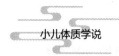
第四，基于调理小儿偏颇体质状态的临床绩效，通过调理可以有效地改善这些偏颇体质状态所引发的非健康倾向发生率，比如易积滞、生长缓慢、多动征、抽动征等。

第五，基于主动健康的思维。主动健康是健康的优先行为，尤其是小儿主动健康应立足于非疾病状态的研究，而体质状态研究是重要的切入点。

第六，基于丰富儿童中医保健服务技术的需求，而开展小儿体质学说研究显然是工作重点。

第七，基于小儿健康过程管理的需求，开展小儿体质学说研究将为中医小儿健康管理提供方法、技术上的支持。

第八，基于小儿生长发育不只是量的变化，更是质的变化，开展小儿体质学说研究是全生命周期调养上的需求。

2. 研究小儿体质学说具有重要的理论价值和临床意义

第一，研究小儿体质学说对促进小儿生长发育具有一定的临床意义。

第二，研究小儿体质学说对减少疾病、减轻疾病、减少复发、干预疾病传变和逆转具有临床意义。

第三，研究小儿体质学说有利于提升小儿主动健康的能力。

第四，研究小儿体质学说可以提高监护人、老师和孩子的健康素养。

第五，研究小儿体质学说可丰富小儿中医预防保健技术和方法。

第六，研究小儿体质学说可促进小儿主动健康产品的研发与推广。

三、小儿体质状态辨识研究技术路线

小儿体质状态辨识研究技术路线如图 3 所示。

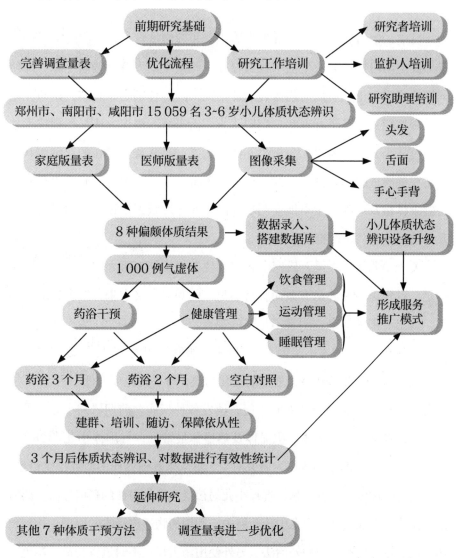

图3　小儿体质状态辨识研究技术路线

四、小儿体质状态辨识方法与干预技术示范研究方案

目前，生活作息紊乱、抗生素滥用、非健康饮食、长时间玩电子产品等不良生活习惯在儿童生活中普遍存在，儿童免疫力开始普遍下降，即使同样的病因，小儿患病的临床表现却不同，经过长期临床观察，这与儿童体质密切相关。基于此现状，我们认为"治未病"辨识方法与干预技术的研究应从小儿体质着手，分析小儿体质状态，对其普遍存在的亚健康状态及潜在健康危险因素进行监测、分析、预警、干预、评价，研发出具有中医健康体检及危险因素早期监测功能的小儿体质状态辨识仪，这对管理小儿体质健康有一定的推广意义。

关于小儿体质，《万氏家藏育婴秘诀》提出"五脏之中肝有余，脾常不足，肾常虚……心常有余而肺常不足"的观点，又在朱丹溪理论的影响下，提出"阳常有余，阴常不足"的观点。基于此理论，认为小儿气虚体主要从肺常不足、脾常不足而言，与肺脾二脏密切相关。若肺气虚、脾气虚，则影响肺防御外邪及脾后天之本的运化功效，与小儿免疫力低下密切相关，而免疫力低下则更易受到外邪入侵，诱发各种疾病。前期研究小儿常见的8种偏颇体质中，气虚体、积滞体及热盛体最常见，气虚体小儿占28%。因此我们选择气虚体小儿作为研究对象，对未来其他体质的研究提供借鉴。

关于气虚体小儿的干预，选择小儿易接受且操作简便的药浴疗法。药浴疗法是将全身或局部浸泡在中药药液中，利用药物透皮吸收的原理，达到预防保健、祛除病邪的一种外治法。另外使用药浴疗法不通过胃肠道，避免了

对胃肠道环境的不良影响，同时最大程度上减少了肝肾的解毒和代谢。本研究选择与小儿免疫力最密切的气虚体为研究对象，通过药浴疗法达到养生保健、益气固表、调和阴阳、提高免疫、防治疾病、恢复健康的目的。

药浴疗法处方选取生黄芪、炒白芍、青蒿、紫苏叶四药，黄芪味甘，性微温，归肺、脾经，具有补气健脾、升阳举陷、益卫固表的作用。《本草汇言》论述其"补肺健脾，实卫敛汗，驱风运毒之药也"。现代药理表明，黄芪含苷类、多糖、氨基酸、微量元素，具有对抗流感病毒、提高机体免疫力的作用，外用可透皮吸收，增强肌肤益卫固表的功效，生黄芪比炙黄芪偏于固表益卫，功效更强。本方以生黄芪为君药。气虚体小儿药浴过程中，皮肤温度升高，使毛细血管扩张，促进了血液和淋巴液的循环，体温散发的同时，皮肤通过对生黄芪透皮吸收的作用，可强肌肤益卫固表，增强机体免疫力。白芍味酸、苦，性微寒，归肝、脾经，具有养血敛阴、柔肝止汗、平抑肝阳的功效，《本草求真》论述"白芍……有敛阴益营之力……于土中泻木"，小儿体质肝常有余，脾常不足，本方中臣药为炒白芍，可于土中泻木，柔肝止汗，又可增强生黄芪固表益卫之功效，主要取其收敛止汗之功，同时现代药理研究证明炒白芍具有增强机体免疫力的功效。青蒿味苦、辛，性寒，归肝、胆经，为菊科植物青蒿或黄花蒿的全草，具有清虚热、除骨蒸、解暑及截疟等作用，小儿胃强脾弱，饮食不知饥饱，易积滞，肠道湿热，进而湿热困脾，本方佐以青蒿，有清虚热的功效，且青蒿芳香而散，药物外用使有效成分更易透皮吸收，现代药理研究证实其水溶后对皮肤真菌有抑制作用。紫苏叶为唇形科植物紫苏的干燥叶（或嫩枝），味辛，性温，归肺、脾经，具有发表散寒、行气宽中等作用，常用于外表风寒及脾胃气滞。气虚体小儿易外感、易积滞，这里用紫苏叶，一方面可抵制青蒿的寒，另一方面可温通经络，祛邪散寒，行气宽中，另外现代药理研究表明紫苏叶具有较强的抗过敏性。

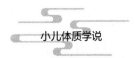

综上所述，此方具有益气固表、疏肝健脾的功效。

1. 研究目标

通过人工智能的方式，研发出具有中医健康体检及危险因素早期监测功能的小儿体质状态辨识仪，建立小儿体质状态辨识方法。

研究评价药浴疗法对 1 000 例 3～6 岁气虚体小儿干预的效果。

建立中医对 3～6 岁气虚体小儿干预的服务模式。

2. 研究方法

（1）研究对象来源

在河南省郑州市、南阳市，陕西省咸阳市三个不同地域，对 15 059 名 3～6 岁幼儿园小儿进行小儿体质状态调查后，辨识出气虚体小儿，从中选出 1 000 例气虚体小儿进行示范性药浴干预研究。

（2）小儿亚健康体质调查问卷

根据王琦体质量表的设定及笔者长期临床经验总结进行小儿体质状态辨识项目调查量表家庭版和医师版的设计，家长通过"小儿体质状态辨识项目调查量表（家庭版）"（以下简称为家庭版调查量表）对小儿生长发育、喂养、行为及饮食习惯等信息进行采集。家庭版调查量表条目包括近一年整体健康情况、头面五官情况、肠胃功能情况，家长经团队专业培训后填写家庭版调查量表并签署知情同意书（知情同意书需经伦理委员会批准）。医生通过"小儿体质状态辨识项目调查量表（医师版）"（以下简称医师版调查量表）结合中医"四诊"对小儿头发、面部、腹部等中医诊断信息进行采集，医师版调查量表条目包括小儿头发、面部、眼部、口、咽喉、扁桃体、舌、胸廓、腹部、手。最后用小儿体质状态辨识仪对头发、面部、舌、手进行信息采集。

1）医师版调查量表的设计：①小儿的基本信息。②条目的设计。必须由专业人员进行判定的条目归于医师版调查量表，主要包括头发、面部、眼部、口、咽喉、舌、舌苔、胸廓、腹部以及手等。③记录采录人和录入人的相关情况以及具体日期。

2）家庭版调查量表的设计：①将"乏力、多汗、偏食、嗜异现象"等条目形成具体问题形式。②将"易急躁或发脾气、受批评后易哭、多静少动"等条目形成陈述形式。③对具有分级必要的条目形式以"经常、时常、偶尔"评价，必要时形成具体量化次数。

（3）计分方法

1）医师版调查量表：对需要细化及分度的条目采用0~3分四段计分法，每个条目原始最低分是0分，最高分是3分。对细化超过3项的条目，0~2项者分别给予0~2分，3项及以上者给予3分；对需要分度的条目依据1~3度分别给予1~3分，不存在此条目者给予0分；对无须细化及分度的条目采用0分或2分二段计分法。

2）家庭版调查量表：采用0~3分四段计分法，每个条目原始最低分是0分，最高分是3分。大多数条目为3~0分逆向计分，少数条目为0~3分正向计分；对无须分级的条目采用0分或2分二段计分法。

（4）气虚体小儿的诊断标准

家庭版、医师版调查量表所含与气虚体相关内容条目18条，即毛发不荣、面色萎黄、爪甲不荣、多汗、乏力、口涎、纳少、易感冒、易咳嗽、偏食、嗜异现象、腹部不适感、大便不化、面色苍白、面部花斑、地图舌、肤燥或粗糙、大便量偏少，采用"程度、频率、是否"这三种分级量化方法将气虚体小儿中的条目进行分级量化并计分，将毛发不荣、面色萎黄、爪甲不荣3条按照程度无、轻度、中度、重度分别给予0分、1分、2分、3分，将多汗、乏力、口涎、纳少、易感冒、易咳嗽、偏食、嗜异现象、腹部不适感、大便不化10条按照频率经常、时常、偶尔、无分别给予3分、2分、1分、0分，将面色苍白、面部花斑、地图舌、肤燥或粗糙、大便量偏少5条按照是、否分别给予2分、0分，将气虚体小儿总分设定为49分，将得分≥30%（14.7分）的小儿判定为气虚体小儿，具体条目及相应的分值见表2～表4。

表2中条目"毛发不荣、面色萎黄、爪甲不荣"的轻度、中度、重度划分依据：①毛发不荣。将毛发不荣细化为发结如穗、稀疏、发黄、纤细、斑秃、枕秃6项，此6项中含1项者，为轻度；含2项者，为中度；含3项及以上者，为重度。②面色萎黄。将面色萎黄，无光泽，眼袋增重（+）定为轻度；将面色萎黄，无光泽，眼袋增重（++）定为中度；将面色暗黄，无光泽，眼袋增重（+++）定为重度。③爪甲不荣。将爪甲不荣细化为指甲凹陷、白斑、竖纹3项，此3项中含1项者，为轻度；含2项者，为中度；含3项者，为重度。

表2 依程度分级量化条目及评分标准

条目	0分	1分	2分	3分
毛发不荣	无	轻度	中度	重度
面色萎黄	无	轻度	中度	重度
爪甲不荣	无	轻度	中度	重度

表3 依频率分级量化条目及评分标准

条目	3分	2分	1分	0分
多汗	经常	时常	偶尔	无
乏力	经常	时常	偶尔	无
口涎	经常	时常	偶尔	无

续表

条目	3分	2分	1分	0分
纳少	经常	时常	偶尔	无
易感冒	经常	时常	偶尔	无
易咳嗽	经常	时常	偶尔	无
偏食	经常	时常	偶尔	无
嗜异现象	经常	时常	偶尔	无
腹部不适感	经常	时常	偶尔	无
大便不化	经常	时常	偶尔	无

表4 依是否分级量化条目及评分标准

条目	2分	0分
面色苍白	是	否
面部花斑	是	否
地图舌	是	否
肤燥或粗糙	是	否
大便量偏少	是	否

（5）小儿体质状态辨识仪研发

与国内某医疗科技有限公司合作将所有采集的家庭版、医师版调查量表的信息及对小儿头发、面、舌、手采集的图像信息上传小儿体质状态辨识仪，通过 javascript、jQuery、AngularJS、CSS 技术启动页面，搭建模型、数据、数据业务逻辑三层架构，MVC 方法实现整体软件代码编译，结合采集的家长和医师问诊信息、中医硬件舌诊信息，AngularJS 技术将采集到的症状传入系统算法，输出小儿体质情况并对小儿偏颇体质程度进行确定，量化分析并将结果存入 MySQL 数据库中，辨析小儿体质偏颇情况，同时通过采集的大量图像信息，使儿童体质辨识仪具备智能化辨识功能，可给出8 种常见小儿偏颇体质：气虚体、阳虚体、痰湿体、积滞体、肝火体、热

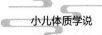

盛体、高敏体、怯弱体。

（6）小儿药浴疗效观察

对监测出的 3~6 岁气虚体小儿进行药浴干预：参照小儿药浴技术操作规范，对参与药浴小儿的家长进行药浴疗法培训及监护人依从性教育，并签署知情同意书（知情同意书需经伦理委员会批准），发放药浴包，嘱托家长在家对孩子进行药浴的注意事项，做好药浴管理微信群的监督及随访，及时与家长进行沟通。

1）药浴处方（1 包药浴包）：生黄芪 15g，炒白芍 15g，紫苏叶 10g，青蒿 10g。药材采购统一选用三九配方颗粒剂（原产药换算成浓缩颗粒剂相当于每袋 5g）。

2）剂量：体重 ≤ 17kg 用 1 包药浴包，体重 > 17kg 用 2 包药浴包。

3）药物用法用量：体重 ≤ 17kg 用 200mL 开水将 1 包药浴包冲溶后，倒于洗浴温水盆中；体重 > 17kg 用 200mL 开水将 2 包药浴包冲溶后，倒于洗浴温水盆中。先将孩子双足放入水中，待其适应后坐入盆中，继续添加温水，直至没过孩子肚脐以上（药浴为亚健康状态小儿调理体质所用，不以治疗疾病为目的，旨在中医治未病干预技术的家庭推广）。

4）药浴时间：每周 3 次，每次 20 分钟，晚上睡前药浴，疗程 12 周，共 36 次。让儿童进入浴盆进行全身药浴，对不能浸泡入药液的部分进行淋浴，3 个月后，进行随访，用小儿体质状态辨识仪监测气虚体得分改善情况。

（7）纳入标准

小儿体质状态辨识为气虚体者；年龄 3~6 岁，男女均可；近 1 周无服药史；无其他遗传代谢性疾病；监护人知情同意，孩子自愿接受。

（8）排除标准

心血管、肝肾功能异常者；哮喘患者；有中药过敏史者；皮肤有感染性病灶者；出血性疾病患者；智力、感觉异常者。

（9）脱落标准

小儿家长要求撤回知情同意书，不愿意继续接受调查者；调查过程中，小儿生病，影响判断者；小儿家长虽未明确提出退出调查，但因某些原因不再进行研究而失访者。

（10）剔除标准

调查表填写少于 1/3 者；资料缺失等导致判断有误者。

（11）体质判定标准

偏颇体质状态报告采用阶梯式，依据积分由高到低判定。

第一体质判定标准：证候积分占总分 30% 及以上并取得最高积分的体质为第一体质。

兼夹性体质判定标准：①分值占总分 30% 及以上的，前 3 个作为主要临床参考。②分值占总分 30% 以下大于 20% 的，选占比最高的一个判定为该体质倾向。③分值占总分 20% 以下的，直接判定为健康体。

（12）药浴疗效判定标准

采用二级评价方法有效及无效。

证候积分减少 ≥ 20% 视为有效，证候积分减少 < 20% 视为无效。

（13）安全性评价标准

生命体征检查，体格检查，皮肤过敏反应情况，不良事件发生率为主要安全性评价指标。

（14）统计分析

由课题承担单位委托第三方统计人员进行统计分析。采用 SPSS22.0 统计学软件对数据进行统计学分析，$P < 0.05$ 存在差异，有统计学意义。计量资料要先进行正态性检验及方差齐性检验，满足正态性和方差齐性时，组内比较采用配对 t 检验，不符合时采用非参数检验。

3. 组织管理

（1）建立多中心研究协调组

承办单位河南省中医院，笔者为多中心试验协调组总负责人，各合作单位的主要研究者为各协调小组组长。协调组负责整个试验的实施，研究解决试验有关问题，各协调小组有问题应及时向总负责人汇报，开会讨论，制订解决方案。

（2）质量控制与质量保证

第一，召开小儿体质采集前动员会，填写家庭版调查量表的家长接受填写前专业培训，参加医师版调查量表的医师，有较高的专业知识和技能，并相对固定，同时对症状的诊断程度误差小。

第二，通过临床试验前培训使研究人员对临床试验方案及其各项指标的具体内涵充分理解和认识。对自觉症状的描述应客观，切勿对监护人诱导或提示；对于所规定的客观指标，应当按方案规定的时间和方法进行检查。应注意观察不良反应或未预料到的毒副作用，并追踪观察。病例报告表不能空项，不能任意涂改。

第三，对显著偏离或在可接受范围以外的数据加以核实，由研究者作必要的说明。

第四，对于调理后的疗效，至少应由两名医师共同评定，临床病例报告填写者应具有住院医师及以上职称。

第五，各临床研究单位应指定专人定期检查临床试验进展，认真核实数据与记录。

第六，建小儿体质管理微信群，在群内对家长进行监督、指导及气虚体的健康管理。

（3）保证受试者依从性的措施

第一，研究者应给孩子及法定监护人做好解释工作，告知孩子家长坚持按时按量接受的必要性和重要性。

第二，对于疗效较差的孩子，尤其要加强随访，必要时剔除。

第三，尽量选择平素喜爱洗浴或不惧怕洗浴的孩子。

第四，确定孩子在研究阶段无长时间外出计划。

第五，确定孩子在药浴过程中有专人看管。

第六，父母给孩子药浴时，可以同孩子一起做游戏，要与孩子面对面互动。

第七，尽量鼓励孩子自己往身上浇药液，孩子太小时，父母可以坐旁边，耐心指导孩子。

第八，药浴前后可以适当加一些抚触动作。

第九，药浴时播放一些轻柔的音乐或播放一些孩子平时喜欢的动画片等，为孩子营造轻松愉快的氛围。

第十，药浴时给孩子一块小毛巾让他在水里摆弄，还可以放一些塑料玩具在水里。

（4）数据管理

第一，全部病例，无论是否完成或脱落失访，均应按本方案规定填写研究病历。

第二，原始记录必须全部整齐粘贴在研究档案上。

第三，数据库的建立与数据锁定，由统计学单位负责按程序进行。

（5）伦理学原则

本试验遵循《赫尔辛基宣言》和中国有关临床试验研究规范、法规进行。临床试验开始前，试验方案需伦理委员会审议同意并签署批准意见后方能实施。在临床试验进行期间，试验方案的任何修改均应经伦理委员会批准

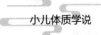

后方能执行。

临床研究者必须向受试者监护人说明参加临床试验是自愿的，而且在试验的任何阶段可以随时退出试验，并不会遭到歧视或报复，其医疗待遇与权益不受影响，仍可继续得到其他治疗方法或治疗手段。必须使受试者监护人了解到参加试验及在试验中的个人资料均属保密。还需告知受试者监护人临床试验的性质、试验的目的、预期可能的受益及可能发生的风险和不便，告知受试者监护人可供选用的其他治疗方法及符合《赫尔辛基宣言》规定的受试者的权利和义务等，使受试者监护人充分了解临床试验，给予受试者监护人充分的时间以便考虑是否愿意参加试验，并签署知情同意书。

（6）资料保存

第一，课题研究工作中完成的原始资料应及时归档；归档资料由课题研究办公室统一保存，由专人管理，其他人员未经同意不得随意进入，纸质资料保存处应做到五防：防火、防潮、防尘、防虫、防盗。

第二，所有电子文件均属于保密资料，未经同意不得随意拷贝与外传。

第三，有关电子文件存入专用移动硬盘，归入档案室管理。不得在同一台计算机上备份资料。

第四，专用移动硬盘的所有电子文件每3个月备份光盘一份，备份光盘标注内容目录及日期，备份制作者签名。

第五，项目结束后，所有电子文件备份光盘一份，并注明内容目录、备份日期，签名，长期保存。

第六，所有工作中产生的电子文件只能在专用计算机上读取、修改，其他非相关人员不得查阅。

第七，禁止在具有互联网功能的计算机上存储重要文件。

（7）时间安排

2019 年 1 ~ 3 月完成小儿体质状态辨识前期的伦理、培训等准备工作。

2019 年 4 ~ 5 月 完成第一批小儿体质状态辨识信息采集工作。

2019 年 6 ~ 7 月根据流调信息对小儿体质状态辨识仪进行研发，并筛选出 500 例 3 ~ 6 岁气虚体小儿。

2019 年 8 ~ 10 月完成第一批 3 ~ 6 岁气虚体小儿的家庭药浴干预。

2019 年 11 月至 2020 年 1 月完成第一批气虚体小儿药浴的体质疗效评价及第二批小儿体质状态辨识信息采集工作，根据第二次流调信息继续对小儿体质状态辨识仪进行研发，并筛选出 500 例 3 ~ 6 岁气虚体小儿。

2020 年 2 ~ 6 月完成第二批 3 ~ 6 岁气虚体小儿的家庭药浴干预。

2020 年 7 ~ 10 月完成第二批气虚体药浴小儿的体质疗效评价及第三批小儿体质状态辨识信息采集工作。

2020 年 11 月至 2021 年 2 月完成小儿体质状态辨识仪研发工作。

2021 年 3 ~ 7 月 完成对本课题的成果梳理、结题报告书写等结尾工作。

4. 拟解决的重大科学问题或关键技术问题

第一， 研发具有中医健康体检及危险因素早期监测功能的小儿体质状态辨识仪。

第二，形成可重复、可推广、规范气虚体小儿的中医服务模式。

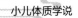

五、3~6岁小儿体质状态调查分析情况

目的： 研究小儿不同体质差异。

方法： 依据不同小儿的体质调查量表，采用计分方式判定小儿体质类型，并通过数据统计方法分析不同小儿体质的差异性。

结果： 本次3～6岁小儿分析的结论，如肝火体有多动征；气虚体、阳虚体、积滞体的重要特征都包含面色萎黄；怯弱体的重要特征是受批评后易哭、易被惊吓、胆子小。逻辑回归分析方法分析出积滞体小儿相对于非积滞体小儿更加容易出现睡觉时翻来翻去、面部花斑、淋巴滤泡；肝火体相对于非肝火体容易出现急躁或发脾气、咽红、结膜充血；阳虚体相对于非阳虚体容易出现头发纤细、发黄的现象；热盛体相对于非热盛体容易出现咽红、舌色红、咽充血的现象；怯弱体相对于非怯弱体更容易出现易被惊吓、胆子小的现象。

第七次全国人口普查数据显示我国0～14岁的公民总数大约为2.5亿人，占全国总人口的17.95%以上。儿童是国家的未来，儿童的健康决定了未来国民的健康水平。就目前儿童生活的社会大环境来看，受生活作息不合理、非健康饮食、电子产品的过度使用等健康危险因素的影响，越来越多的孩子出现易感冒、易积滞、过敏反应、头发干枯、面色萎黄等，而这种介于健康与疾病之间的状态，被称为小儿亚健康状态。从中医角度分析，此类状态多与小儿体质有关，及早对小儿的体质进行评估分析，适当干预调理，改善小儿亚健康状态，降低向疾病发展的概率，也是开展小儿健康相关工作的重要前提。因此，笔者在2019年5月和11月、2020年10

月先后3次共对河南省郑州市、南阳市和陕西省咸阳市三地区15 059名3～6岁幼儿园小儿进行了体质状态辨识信息采集工作。

1. 临床资料

（1）研究对象

从河南省郑州市、南阳市和陕西省咸阳市三地区人数最多的幼儿园中选取3～6岁的小儿进行调查，共计15 059名。

（2）纳入标准

年龄3～6岁，男、女均可；近1周无服药史；无其他遗传代谢性疾病；监护人知情同意，孩子自愿接受。

（3）排除标准

心血管、肝肾功能异常者；哮喘患者；有中药过敏史者；皮肤有感染性病灶者；出血性疾病者；智力、感觉异常者。

（4）脱落标准

小儿家长要求撤回知情同意书，不愿意继续接受调查者；调查过程中，小儿生病，影响判断者；小儿家长虽未明确提出退出调查，但因某些原因不再进行研究的失访者。

（5）剔除标准

调查表填写少于1/3者；资料缺失等导致判断有误者。

2. 研究方法

（1）调查方法

参照王琦体质量表的设定进行量表设计，采用专业人员对医师版调查量表内中医望、问、闻、切四诊的信息进行采集，患儿的密切监护人对家庭版调查量表内中医问诊信息进行填写，形成两部分内容相结合的体质状

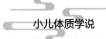

态辨识调查问卷。

（2）小儿体质分类

小儿体质分类参照《中医儿科学》"十三五"规划教材，参考王琦教授的成人体质文献，根据笔者组织的前期初步的小儿体质状态调查情况及长期调治小儿亚健康状态的临床经验，将小儿体质分为健康体、气虚体、阳虚体、痰湿体、积滞体、肝火体、热盛体、高敏体、怯弱体9种，并拟定其判定标准。

（3）小儿亚健康体质调查问卷

1）医师版调查量表的设计：①小儿的基本信息。②条目的设计。将必须由专业人员进行判定的条目归于医师版调查表，主要包括头发、面部、眼部、口、咽喉、舌、舌苔、胸廓、腹部以及手等。③记录采录人和录入人的相关情况以及具体日期。

2）家庭版调查量表的设计：①将"乏力、多汗、偏食、嗜异现象"等条目形成具体问题形式。②将"易急躁或发脾气、受批评后易哭、多静少动"等条目形成陈述形式。③对具有分级必要的条目形式以"经常、时常、偶尔"评价，必要时形成具体量化次数。

（4）计分方法

1）医师版调查量表：对需要细化及分度的条目采用0~3分四段计分法，每个条目原始最低分是0分，最高分是3分。对细化超过3项的条目，0~2项者分别给予0~2分，3项及以上者给予3分；对需要分度的条目依据1~3度分别给予1~3分，不存在此条目者给予0分；对无须细化及分度的条目采用0分或2分二段计分法。

2）家庭版调查量表：采用0~3分四段计分法，每个条目原始最低分是0分，最高分是3分。大多数条目为3~0分逆向计分，少数条目为0~3分正向计分；对无须分级的条目采用0分或2分二段计分法。

（5）调查质量控制方法

1）医师版及家庭版调查量表填写培训：医师版调查量表填写由笔者对表中所有项目进行讲解，并拟定各项症状的统一评判标准，其团队成员集中学习，学习结束后进行一致性考核，确保所填写医师版调查量表的准确性与统一性。家庭版调查量表填写前由幼儿园负责人组织儿童监护人，笔者向其讲授小儿亚健康状态的临床表现及其对儿童成长的不良影响，引起家长对此次调查的高度认可及关注，并向家长讲解家庭版调查量表的内容及填写注意事项，保证家庭版调查量表的高质量填写，并发放知情同意书，由家长签署后上交。

2）中医体检的操作规范：①环境。在室内自然光线下，常温。②体位。坐位或者站立位。③条件。体检前 20 分钟至体检时小儿应保持安静，体检前 30 分钟内不进食、不喝水，不用凉水洗手。④观面色时，依据面色萎黄的轻、中、重度分别标注为 +、++、+++。⑤观舌时，舌体自然伸出口腔 2/3，察舌色、舌苔。⑥观头发时，应询问儿童是否染发、卷发。⑦察手心时，应用检查者手心对被检查者手心。⑧身高、体重测量参照《中医儿科学》中的测量方法。

（6）统计学处理

将全部采集调查问卷得分录入 Excel 表格，计量资料采用回归性分析。SPSS 22.0 统计学软件进行数据统计分析，$P < 0.05$ 存在差异有统计学意义。

（7）特异度研究方法

TF-IDF（term frequency - inverse document frequency，词频 - 逆向文档频率）是一种用于信息检索与文本挖掘的常用加权技术。TF-IDF 是一种统计方法，用以评估一字词对于一个文件集或一个语料库中的其中一份文件的重要程度。字词的重要性随着它在文件中出现的次数成正比增加，但同时会随着它在语料库中出现的频率成反比下降。

TF-IDF 用在小儿不同体质症状上的主要理论基础及思想是：如果某个症状在同一种体质中出现的频率 TF 高，并且在其他体质中很少出现，则认为此症状为该体质的特异性症状，该症状对该体质的重要程度比其他症状的重要程度高。

（8）Logistic 回归（Logistic 回归分析）

选用数据分析的 Logistic 回归分析变量之间的关系，Logistic 回归（Logistic Regression，"逻辑回归"）又称 Logit 模型（Logit model，也译为"评定模型"或"分类评定模型"），最早是由德国数学家、生物学家 P. F. Verhust 于 1837 年研究人口发展特征建立起来的离散型概率模型。

人们常把出现某种结果的概率与不出现的概率之比称为比值（odds，国内也译为优势），即 $odds=P/（1-P）$，取其对数 $\ln（odds）$，这就是 Logit 变换。其中 P 的取值范围是 [0，1]，$logit（P）$ 的取值范围是以 0 为对称点的整个实数区间，这使得在任何自变量取值下，对 P 值的预测均有实际意义。大量实践证明，$logit（P）$ 往往和自变量呈线性关系，换言之，概率和自变量间的关系的 S 形曲线往往就符合 Logit 函数关系，从而可以通过该变换将曲线直线化。因此只需要以 $logit（P）$ 为因变量，建立包含 P 个自变量的 Logistic 回归模型如下：

$$Logit（P）=\beta_0\beta_1x_1+\cdots+\beta_Px_P$$

比值 $odds=P/（1-P）$，两个比值之比称为比值比，也翻译成优势比，（Odds Ratio，OR）。当两个 OR 进行比较时，会发现其大小比较结果和对应的 P 的比较结果一致，例如当 $P_1>P_2$ 时，则会有 $odds_1=P_1/（1-P_1）>P_2/（1-P_2）=odds_2$。

Logistic 回归中的系数和 OR 有着直接的变换关系，使得 Logistic 回归系数有了更加贴近实际的解释，从而也使得该模型得到了广泛的应用。各自变量的回归系数：$\beta_i（i=1，...，P）$ 表示自变量 x_i 每改变一个单位，比值比的自然对数值因变量，而 EXP（β_i）即 OR 值，表示自变量 x_i 每变化一个单位，阳性结果出现概率与不出现概率的比值是变化前的相应比值的倍数，即优势比。

非条件 Logistic 回归可以分为二分类 Logistic 回归，无序多分类 Logistic 回归，有序多分类 Logistic 回归。根据医师版调查量表和家庭版调查量表数据建立模型，适用的是二分类 Logistic 回归。

3. 调查结果

（1）调查基本情况

本研究对三个城市共 15 059 名小儿进行体质状态辨识项目医师版、家庭版调查量表的问卷调查，其中有 4 名小儿信息缺失，合格问卷共计 15 055 份。郑州市 84.50%，咸阳市 8.21%，南阳市 7.29%。

（2）小儿亚健康体质分布情况（表5）

表5　河南省郑州市、南阳市和陕西省咸阳市三个城市被调查 15 055 名合格问卷小儿体质分布

体质	阳虚体	气虚体	积滞体	健康体	痰湿体	肝火体	热盛体	怯弱体	高敏体	共计
人数	3 416	2 671	2 776	2 049	1 194	1 603	366	132	848	15 055
占比	22.69%	17.74%	18.44%	13.61%	7.93%	10.65%	2.43%	0.88%	5.63%	100%

（3）三个城市体质分析

根据（表6～表8）可看出郑州地区排名前三的体质为阳虚体、积滞体、气虚体；咸阳地区排名前三的体质为阳虚体、积滞体、健康体；南阳市排名前三的体质为阳虚体、气虚体、积滞体。

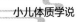

表6　郑州市体质分布

	阳虚体	积滞体	气虚体	健康体	肝火体	痰湿体	高敏体	热盛体	怯弱体	共计
人数	2 794	2 293	2 229	1 649	1 493	1 001	844	334	85	12 722
占比	21.96%	18.02%	17.52%	12.96%	11.74%	7.87%	6.63%	2.63%	0.67%	100%

表7　咸阳市体质分布

	阳虚体	积滞体	健康体	气虚体	痰湿体	肝火体	怯弱体	热盛体	高敏体	共计
人数	331	280	221	167	110	76	26	21	4	1 236
占比	26.78%	22.65%	17.88%	13.51%	8.90%	6.15%	2.10%	1.70%	0.32%	100%

表8　南阳市体质分布

	阳虚体	气虚体	积滞体	健康体	痰湿体	肝火体	怯弱体	热盛体	高敏体	共计
人数	291	275	203	179	83	34	21	11	0	1 097
占比	26.53%	25.07%	18.51%	16.32%	7.57%	3.10%	1.91%	1.00%	0	100%

（4）兼夹性体质分析

兼夹性体质判定标准：①症状分值占总分30%及以上的，保留前3个。超过3个，选择占比前3名。仅1~3个≥30%就直接判定为兼夹性体质，体质排序以占比高低排序，由高至低。②症状分值占总分30%以下的且≥20%的，选占比最高的一个判定为该类亚健康体质倾向。③症状分值占总分20%以下的，直接判定为健康体。

因兼夹性体质组合较多，我们挑选数目>100（人）的兼夹性体质进行统计，并得出排名前5位的兼夹性体质（图4）：①阳虚体、气虚体、积滞体。②气虚体、阳虚体、积滞体。③阳虚体、积滞体、气虚体。④气虚体、积滞体、阳虚体。⑤阳虚体、气虚体、痰湿体。

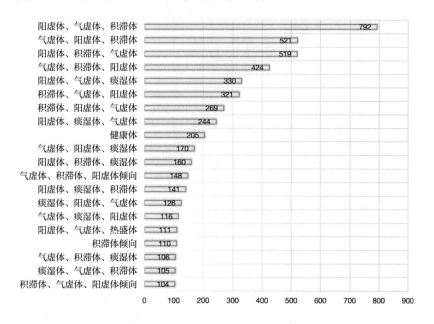

图 4　兼夹性体质的排名示意图

（5）不同地域的兼夹性体质分析

调查中三市的兼夹性体质分布情况（表9~表11），因兼夹性体质较多，挑选排名前12位的兼夹性体质进行分析，可得出：①郑州市儿童多"阳虚体、气虚体、积滞体""气虚体、阳虚体、积滞体"兼夹性体质，而"阳虚体、积滞体、痰湿体""痰湿体、阳虚体、积滞体"较少。②咸阳市儿童多"阳虚体、积滞体、气虚体""阳虚体、气虚体、积滞体"兼夹性体质，而"阳虚体、痰湿体、气虚体""气虚体、阳虚体、痰湿体"较少。③南阳市儿童多"阳虚体、气虚体、积滞体""阳虚体、积滞体、气虚体"兼夹性体质，而"气虚体、阳虚体、痰湿体""痰湿体、阳虚体、积滞体"较少。

表 9　郑州市兼夹性体质的分布

体质	阳虚体 气虚体 积滞体	气虚体 阳虚体 积滞体	阳虚体 积滞体 气虚体	气虚体 积滞体 阳虚体	阳虚体 气虚体 痰湿体	积滞体 气虚体 阳虚体
占比	20.00%	13.00%	13.00%	11.00%	9.00%	8.00%
体质	积滞体 阳虚体 气虚体	阳虚体 痰湿体 气虚体	健康体	气虚体 阳虚体 痰湿体	阳虚体 积滞体 痰湿体	痰湿体 阳虚体 积滞体
占比	6.00%	6.00%	5.00%	4.00%	3.00%	2.00%

表 10　咸阳市兼夹性体质的分布

体质	阳虚体 气虚体 积滞体	气虚体 阳虚体 积滞体	阳虚体 积滞体 气虚体	气虚体 积滞体 阳虚体	阳虚体 气虚体 痰湿体	积滞体 气虚体 阳虚体
占比	14.00%	12.00%	16.00%	8.00%	6.00%	8.00%
体质	积滞体 阳虚体 气虚体	阳虚体 痰湿体 气虚体	健康体	气虚体 阳虚体 痰湿体	阳虚体 积滞体 痰湿体	痰湿体 阳虚体 积滞体
占比	11.00%	4.00%	6.00%	2.00%	8.00%	5.00%

表 11　南阳市兼夹性体质的分布

体质	阳虚体 气虚体 积滞体	气虚体 阳虚体 积滞体	阳虚体 积滞体 气虚体	气虚体 积滞体 阳虚体	阳虚体 气虚体 痰湿体	积滞体 气虚体 阳虚体
占比	18.00%	10.00%	13.00%	10.00%	7.00%	8.00%
体质	积滞体 阳虚体 气虚体	阳虚体 痰湿体 气虚体	健康体	气虚体 阳虚体 痰湿体	阳虚体 积滞体 痰湿体	痰湿体 阳虚体 积滞体
占比	6.00%	6.00%	9.00%	4.00%	6.00%	3.00%

4. 分析结果

（1）体质特异性分析

正如特异性研究方法中的部分描述，我们采用 TF-IDF 及频次统计方法，分析不同体质儿童的差异性。如果某个症状在同一种体质中出现的 TF-IDF 高，并且在其他体质中很少出现，则认为此症状为该体质的特异性症状，并且此症状对该体质的重要程度比其他症状高。

下面分析中，我们选取排名前 20 的症状进行展示及分析（表中某些症状依轻重程度表示为"+""++""+++"）。

1）气虚体：表 12 和表 13 给出了气虚体小儿不同症状的频次及 TF-IDF 统计，从表中可以看出，气虚体相对其他体质的重要特征为面色萎黄、眼袋增重、扁桃体肿大等。

表 12 气虚体小儿不同症状频次统计

体质	部位	症状	频次	部位	症状	频次
气虚体	面部	面色萎黄（++）	1 787	其他	受批评后易哭	1 010
	眼部	眼袋增重（++）	1 767	头发	纤细	999
	咽喉	扁桃体肿大（++）	1 714	手	手心萎黄	997
	手	指甲扁平	1 261	其他	顺产	993
	手	指甲竖纹	1 225	手	倒刺	969
	舌	色红	1 105	口	唇干	954
	面部	青筋	1 040	面部	花斑	950
	腹部	腹胀（+）	1 024	咽喉	咽红	926
	头发	发黄	1 020	其他	易哭闹	917
	其他	易急躁或发脾气	1 014	其他	多汗	892

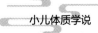

表 13　气虚体小儿不同症状特异性分析（TF-IDF）

体质	部位	症状	TF-IDF	部位	症状	TF-IDF
气虚体	面部	面色萎黄（++）	0.105	其他	受批评易哭	0.059
	眼部	眼袋增重（++）	0.104	头发	纤细	0.059
	咽喉	扁桃体肿大(++)	0.101	手	手心萎黄	0.059
	手	指甲扁平	0.074	手	倒刺	0.057
	手	指甲竖纹	0.072	口	唇干	0.056
	舌	色红	0.065	面部	花斑	0.056
	面部	青筋	0.061	咽喉	咽红	0.054
	腹部	腹胀（+）	0.060	其他	易哭闹	0.054
	头发	发黄	0.060	其他	多汗	0.052
	其他	易急躁或发脾气	0.060	手	指甲白斑	0.052

2）高敏体：表 14 和表 15 给出了高敏体小儿不同症状的频次及 TF-IDF 统计，从表中可以看出，高敏体相对其他体质的重要特征有皮肤过敏反应（蚊虫叮咬反应强烈）等。

表 14　高敏体小儿不同症状频次统计

体质	部位	症状	频次	部位	症状	频次
高敏体	皮肤	过敏反应	11	咽喉	扁桃体肿大（++）	6
	其他	顺产	11	腹部	腹胀（+++）	6
	其他	易急躁或发脾气	9	手	倒刺	6
	面部	面色萎黄（+）	8	其他	多动征	6
	眼部	眼袋增重（+）	8	其他	反复湿疹	6
	其他	易哭闹	8	其他	咳嗽，每2-3月1次	6
	皮肤	抓痕	8	其他	大便量偏少	6
	其他	呕吐或干呕	8	头发	发黄	5
	手	指甲竖纹	7	咽喉	扁桃体肿大（+++）	5
	手	指甲白斑	7	咽喉	咽红	5

表15 高敏体小儿不同症状特异性分析（TF-IDF）

体质	部位	症状	TF-IDF	部位	症状	TF-IDF
高敏体	皮肤	过敏反应	0.118	腹部	腹胀（+++）	0.064
	其他	易急躁或发脾气	0.097	手	倒刺	0.064
	面部	面色萎黄（+）	0.086	其他	多动征	0.064
	眼部	眼袋增重（+）	0.086	皮肤	反复湿疹	0.064
	其他	易哭闹	0.086	其他	咳嗽，每2~3月1次	0.064
	皮肤	抓痕	0.086	其他	大便量偏少	0.064
	其他	呕吐或干呕	0.086	头发	发黄	0.054
	手	指甲竖纹	0.075	咽喉	扁桃体肿大（+++）	0.054
	手	指甲白斑	0.075	咽喉	咽红	0.054
	咽喉	扁桃体肿大（++）	0.064	舌	色红	0.054

3）阳虚体：表16和表17给出了阳虚体小儿不同症状的频次及TF-IDF统计，从表中可以看出，阳虚体相对其他体质的重要特征为面色萎黄等。

表16 阳虚体小儿不同症状频次统计

体质	部位	症状	频次	部位	症状	频次
阳虚体	面部	面色萎黄（++）	2 137	头发	发黄	1 312
	眼部	眼袋增重（++）	1 957	腹部	腹胀（+）	1 306
	咽喉	扁桃体肿大（++）	1 852	手	倒刺	1 293
	手	指甲竖纹	1 718	头发	纤细	1 291
	手	指甲扁平	1 664	面部	青筋	1 200
	其他	易急躁或发脾气	1 439	手	手心萎黄	1 168
	咽喉	咽红	1 438	咽喉	淋巴滤泡	1 136
	其他	受批评后易哭	1 401	其他	多汗	1 122
	其他	易哭闹	1 387	其他	呕吐或干呕	1 098
	舌	色红	1 348	手	指甲白斑	1 097

表 17　阳虚体小儿不同症状特异性分析（TF-IDF）

体质	部位	症状	TF-IDF	部位	症状	TF-IDF
阳虚体	面部	面色萎黄（++）	0.098	头发	发黄	0.060
	眼部	眼袋增重（++）	0.089	腹部	腹胀（+）	0.060
	咽喉	扁桃体肿大（++）	0.085	手	倒刺	0.059
	手	指甲竖纹	0.079	头发	纤细	0.059
	手	指甲扁平	0.076	面部	青筋	0.055
	其他	易急躁或发脾气	0.066	胸廓	肋外翻	0.054
	咽喉	咽红	0.066	手	手心萎黄	0.053
	其他	受批评后易哭	0.064	咽喉	淋巴滤泡	0.052
	其他	易哭闹	0.063	其他	多汗	0.051
	舌	色红	0.062	其他	呕吐或干呕	0.050

4）肝火体：表 18 和表 19 给出了肝火体小儿不同症状的频次及 TF-IDF 统计，从表中可以看出，肝火体相对其他体质的重要特征为易急躁或发脾气、多动征等。

表 18　肝火体小儿不同症状频次统计

体质	部位	症状	频次	部位	症状	频次
肝火体	其他	易急躁或发脾气	323	咽喉	扁桃体肿大（+++）	158
	其他	多动征	263	咽喉	咽充血	151
	面部	面色萎黄（++）	216	其他	顺产	145
	咽喉	咽红	199	手足	手足凉	143
	其他	易哭闹	184	手	倒刺	140
	手	指甲扁平	182	舌	色红	138
	咽喉	淋巴滤泡	180	其他	受批评后易哭	137
	眼部	眼袋增重（+++）	179	眼部	眼睑红	134
	手指甲	指甲竖纹	175	眼部	睑腺炎	134
	眼部	结膜充血	170	其他	多汗	133

表19　肝火体小儿不同症状特异性分析（TF-IDF）

体质	部位	症状	TF-IDF	部位	症状	TF-IDF
肝火体	其他	易急躁或发脾气	0.134	咽喉	咽充血	0.069
	其他	多动征	0.109	咽喉	扁桃体肿大(+++)	0.066
	面部	面色萎黄（++）	0.090	眼部	睑腺炎	0.061
	咽喉	咽红	0.083	手足	手足凉	0.059
	眼部	结膜充血	0.078	手	倒刺	0.058
	其他	易哭闹	0.076	舌	色红	0.057
	手	指甲扁平	0.075	其他	受批评后易哭	0.057
	咽喉	淋巴滤泡	0.075	眼部	眼睑红	0.056
	眼部	眼袋增重（+++）	0.074	其他	多汗	0.055
	手	指甲竖纹	0.073	咽喉	扁桃体肿大(++)	0.053

　　5）痰湿体：表20和表21给出了痰湿体小儿不同症状的频次及TF-IDF统计，从表中可以看出，痰湿体相对其他体质的重要特征是发结如穗、稀疏、发黄、纤细、干枯、斑秃、发白，面色萎黄等。

表20　痰湿体小儿不同症状频次统计

体质	部位	症状	频次	部位	症状	频次
痰湿体	眼部	眼袋增重（++）	705	面部	青筋	373
	咽喉	扁桃体肿大（++）	685	手	倒刺	372
	面部	面色萎黄（++）	669	手	手心萎黄	365
	舌	色红	557	其他	多汗	364
	手	指甲竖纹	482	其他	易哭闹	358
	手	指甲扁平	472	口	唇干	351
	其他	受批评后易哭	441	手	手心热	351
	舌	舌苔白厚腻（+）	432	手	手心潮	335
	其他	易急躁或发脾气	390	手	指甲白斑	334
	腹部	腹胀（+）	388	其他	咳嗽，每2~3月1次	334

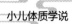
表21 痰湿体小儿不同症状特异性分析（TF-IDF）

体质	部位	症状	TF-IDF	部位	症状	TF-IDF
痰湿体	头发	发结如穗	0.109	面部	面色苍白	0.086
	头发	稀疏	0.109	面部	花斑	0.086
	头发	发黄	0.109	面部	青筋	0.074
	头发	纤细	0.106	眼部	眼袋增重（+）	0.074
	头发	斑秃	0.106	眼部	眼袋增重（++）	0.074
	头发	干枯	0.106	眼部	眼袋增重（+++）	0.073
	头发	发白	0.103	眼部	眼睑红	0.073
	面部	面色萎黄（+）	0.103	眼部	睑腺炎	0.073
	面部	面色萎黄（++）	0.103	眼部	结膜充血	0.068
	面部	面色萎黄（+++）	0.086	口	唇红	0.068

6）热盛体：表22和表23给出了热盛体小儿不同症状的频次及TF-IDF统计，从表中可以看出，热盛体相对其他体质的重要特征为面色萎黄、咽红、手指甲竖纹等。

表22 热盛体小儿不同症状频次统计

体质	部位	症状	频次	部位	症状	频次
热盛体	面部	面色萎黄（++）	174	手	倒刺	103
	咽喉	咽红	147	咽喉	咽充血	102
	手	指甲竖纹	136	眼部	眼袋增重（+++）	101
	眼部	眼袋增重（++）	130	手足	手足凉	96
	咽喉	扁桃体肿大（++）	123	眼部	结膜充血	93
	手	指甲扁平	116	其他	受批评后易哭	93
	咽喉	扁桃体肿大（+++）	111	腹部	腹胀（+）	92
	舌	色红	109	口	唇干	88
	面部	青筋	108	其他	多汗	88
	咽喉	淋巴滤泡	105	手	手心萎黄	86

表23　热盛体小儿不同症状特异性分析（TF-IDF）

体质	部位	症状	TF-IDF	部位	症状	TF-IDF
热盛体	面部	面色萎黄（++）	0.106	咽喉	淋巴滤泡	0.064
	咽喉	咽红	0.089	手	倒刺	0.063
	手	指甲竖纹	0.083	眼部	结膜充血	0.062
	眼部	眼袋增重（++）	0.079	眼部	眼袋增重（+++）	0.061
	咽喉	扁桃体肿大（++）	0.075	手足	手足凉	0.058
	手	指甲扁平	0.070	其他	受批评后易哭	0.057
	咽喉	咽充血	0.069	腹部	腹胀（+）	0.056
	咽喉	扁桃体肿大（+++）	0.067	口	唇干	0.053
	舌	色红	0.066	其他	多汗	0.053
	面部	青筋	0.066	手	手心萎黄	0.052

　　7）怯弱体：表24和表25给出了怯弱体小儿不同症状的频次及TF-IDF统计，从表中可以看出，怯弱体相对其他体质的重要特征为受到批评后易哭，易被惊吓、胆子小等。

表24　怯弱体小儿不同症状频次统计

体质	部位	症状	频次	部位	症状	频次
怯弱体	其他	受批评后易哭	88	其他	内向（不爱说话）	51
	其他	易被惊吓、胆子小	83	舌	色红	48
	眼部	眼袋增重（++）	60	头发	纤细	46
	手	指甲竖纹	60	面部	青筋	45
	面部	面色萎黄（++）	58	咽喉	淋巴滤泡	45
	手	指甲扁平	58	腹部	腹胀（+）	43
	咽喉	咽红	56	手	手心萎黄	43
	咽喉	扁桃体肿大（++）	55	咽喉	扁桃体肿大（+++）	40
	其他	高热惊厥	55	其他	易急躁或发脾气	40
	其他	易哭闹	52	其他	感冒，每2~3月1次	40

表25 怯弱体小儿不同症状特异性分析（TF-IDF）

体质	部位	症状	TF-IDF	部位	症状	TF-IDF
怯弱体	其他	受批评后易哭	0.117	其他	内向（不爱说话）	0.068
	其他	易被惊吓、胆子小	0.110	舌	色红	0.064
	眼部	眼袋增重（++）	0.080	头发	纤细	0.061
	手	指甲竖纹	0.080	面部	青筋	0.060
	面部	面色萎黄（++）	0.077	咽喉	淋巴滤泡	0.060
	手	指甲扁平	0.077	腹部	腹胀（+）	0.057
	咽喉	咽红	0.075	手	手心萎黄	0.057
	咽喉	扁桃体肿大（++）	0.073	咽喉	扁桃体肿大（+++）	0.053
	其他	高热惊厥	0.073	其他	易急躁或发脾气	0.053
	其他	易哭闹	0.069	其他	感冒，每2~3月1次	0.053

8）积滞体：表26和表27给出了积滞体小儿不同症状的频次及TF-IDF统计，从表中可以看出，积滞体相对其他体质的重要特征为面色萎黄等。

表26 积滞体小儿不同症状频次统计

体质	部位	症状	频次	部位	症状	频次
积滞体	面部	面色萎黄(++)	1 457	面部	青筋	867
	咽喉	扁桃体肿大（++）	1 333	手	倒刺	859
	眼部	眼袋增重(++)	1 303	其他	易急躁或发脾气	841
	手	指甲竖纹	1 150	手	手心萎黄	834
	手	指甲扁平	1 133	其他	易哭闹	815
	舌	色红	1 016	口	唇干	811
	咽喉	咽红	910	舌	舌苔白厚腻（+）	798
	腹部	腹胀（+）	905	手	手心热	794
	其他	受批评后易哭	884	眼部	眼袋增重（+++）	786
	咽喉	淋巴滤泡	877	手	指甲白斑	746

表 27　积滞体小儿不同症状特异性分析（TF-IDF）

体质	部位	症状	TF-IDF	部位	症状	TF-IDF
积滞体	面部	面色萎黄（++）	0.100	面部	青筋	0.060
	咽喉	扁桃体肿大(++)	0.092	手	倒刺	0.059
	眼部	眼袋增重（++）	0.090	其他	易急躁或发脾气	0.058
	手	指甲竖纹	0.079	手	手心萎黄	0.057
	手	指甲扁平	0.078	其他	易哭闹	0.056
	舌	色红	0.070	口	唇干	0.056
	咽喉	咽红	0.063	舌	舌苔白厚腻（+）	0.055
	腹部	腹胀（+）	0.062	手	手心热	0.055
	其他	受批评后易哭	0.061	眼部	眼袋增重（+++）	0.054
	咽喉	淋巴滤泡	0.060	胸廓	肋外翻	0.054

（2）不同体质的症状回归分析

实验 1　医师版调查量表

医师版调查量表采集小儿的症状（表28）：头发稀疏，头发发黄，头发纤细，斑秃，头发干枯，头发发白，面色萎黄，面色苍白，面部花斑，面部青筋，眼袋增重，眼睑红，睑腺炎，结膜充血，唇红，唇干，唇干裂，龋齿，齿干枯，扁桃体肿大，淋巴滤泡，咽红，咽充血，舌色红，舌色紫，舌胖，舌瘦，齿痕，裂纹，点刺，地图舌，舌苔白厚腻，肋外翻，漏斗胸，鸡胸，串珠，手心潮红等。其中，气虚体不满足逻辑回归分析条件。

表 28　变量赋值表（基线表部分数据）

变量	赋值
头发稀疏	是 =1，否 =0
头发发黄	是 =1，否 =0
头发纤细	是 =1，否 =0
斑秃	是 =1，否 =0

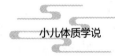

续表

变量	赋值
头发干枯	是 =1，否 =0
头发发白	是 =1，否 =0
面色萎黄	无 =0，面色萎黄（+）=1，面色萎黄（++）=2，面色萎黄（+++）=3
面色苍白	是 =1，否 =0
面部花斑	是 =1，否 =0
面部青筋	是 =1，否 =0
眼袋增重	无 =0，眼袋增重（+）=1，眼袋增重（++）=2，眼袋增重（+++）=3
眼睑红	是 =1，否 =0
睑腺炎	是 =1，否 =0
结膜充血	是 =1，否 =0
唇红	是 =1，否 =0
唇干	是 =1，否 =0
唇干裂	是 =1，否 =0
龋齿	是 =1，否 =0
齿干枯	是 =1，否 =0
扁桃体肿大	无 =0，肿大（+）=1，肿大（++）=2，肿大（+++）=3
淋巴滤泡	是 =1，否 =0
咽红	是 =1，否 =0
咽充血	是 =1，否 =0
舌色红	是 =1，否 =0
舌色紫	是 =1，否 =0
舌胖	是 =1，否 =0
舌瘦	是 =1，否 =0
齿痕	是 =1，否 =0

医师版分析数据时一共有 60 多个变量赋值，表 28 中列出一部分赋值情况。

1）对阳虚体有关医师版整体状况数据回归分析：结果如表 29。从表中我们可以看出，均为二分类变量。头发出现发结如穗对阳虚体小儿的影响是非阳虚体小儿的 1.217 倍；头发稀疏对阳虚体小儿的影响是非阳虚体小儿的 1.216 倍；头发发黄对阳虚体小儿的影响是非阳虚体儿童的 1.133 倍。

其他结论可参见表 29 的 EXP（β）进行相应分析。

表 29　方程中的变量

变量	β	标准误差	瓦尔德	自由度	显著性	EXP（β）	EXP（β）的95%置信区间	
							下限	上限
发结如穗	0.197	0.059	11.249	1	0.001	1.217	1.085	1.365
头发稀疏	0.195	0.057	11.859	1	0.001	1.216	1.088	1.358
头发发黄	0.125	0.048	6.771	1	0.009	1.133	1.031	1.244
头发纤细	0.097	0.048	4.177	1	0.041	1.102	1.004	1.210
面色苍白	-0.465	0.164	7.992	1	0.005	0.628	0.455	0.867
面部花斑	-0.385	0.053	53.530	1	0.000	0.680	0.614	0.754
眼睑红	0.202	0.070	8.324	1	0.004	1.223	1.067	1.403
睑腺炎	0.291	0.081	12.842	1	0.000	1.338	1.141	1.570
结膜充血	-0.310	0.088	12.394	1	0.000	0.733	0.617	0.872
咽红	0.140	0.052	7.363	1	0.007	1.151	1.040	1.273
舌色红	-0.112	0.049	5.251	1	0.022	0.894	0.812	0.984
地图舌	-0.518	0.142	13.262	1	0.000	0.595	0.450	0.787
舌苔白厚腻	-0.062	0.026	5.817	1	0.016	0.940	0.894	0.988
肋外翻	0.163	0.049	11.075	1	0.001	1.177	1.069	1.296
鸡胸	0.252	0.087	8.362	1	0.004	1.287	1.085	1.527
手心潮红	0.104	0.046	5.089	1	0.024	1.110	1.014	1.215
常量	-0.969	0.055	306.009	1	0.000	0.379		

2）对积滞体有关医师版整体状况数据回归分析：结果如表 30。从表中我们可以看出，除眼袋增重为多分类变量，其余为二分类变量。面部出

现花斑对积滞体小儿的影响是非积滞体小儿的 1.251 倍；出现肋外翻对积滞体小儿的影响是非积滞体小儿的 1.292 倍；出现淋巴滤泡对积滞体小儿的影响是非积滞体小儿的 1.228 倍。

其他结论可参见表 30 的 EXP（β）进行相应分析。

表 30 方程中的变量

变量	β	标准误差	瓦尔德	自由度	显著性	EXP（β）	EXP（β）的95% 置信区间	
							下限	上限
发结如穗	-0.288	0.072	15.840	1	0.000	0.750	0.651	0.864
头发稀疏	-0.221	0.070	9.905	1	0.002	0.802	0.699	0.920
头发发黄	-0.158	0.056	8.049	1	0.005	0.854	0.765	0.952
头发纤细	-0.175	0.055	9.953	1	0.002	0.840	0.753	0.936
头发干枯	-0.463	0.070	43.625	1	0.000	0.629	0.549	0.722
面部花斑	0.224	0.055	16.405	1	0.000	1.251	1.122	1.394
肋外翻	0.256	0.055	21.356	1	0.000	1.292	1.159	1.440
鸡胸	0.231	0.097	5.649	1	0.017	1.260	1.041	1.524
淋巴滤泡	0.205	0.055	13.937	1	0.000	1.228	1.102	1.368
漏斗胸	0.335	0.091	13.629	1	0.000	1.398	1.170	1.669
眼袋增重			71.965	3	0.000			
眼袋增重（+）	-1.450	0.183	62.506	1	0.000	0.235	0.164	0.336
眼袋增重（++）	-0.309	0.105	8.628	1	0.003	0.734	0.597	0.902
眼袋增重（+++）	-0.271	0.058	22.130	1	0.000	0.763	0.681	0.854
常量	-1.136	0.066	293.914	1	0.000	0.321		

3）对肝火体有关医师版整体状况数据回归分析：结果如表 31。从表

中我们可以看出，均为二分类变量。出现唇红对肝火体小儿的影响是非肝

火体小儿的 2.022 倍；出现结膜充血对肝火体小儿的影响是非肝火体小儿

的 4.502 倍；出现头发发白对肝火体小儿的影响是非肝火体小儿的 2.394 倍。

其他结论可参见表 31 的 EXP（β）进行相应分析。

表 31　方程中的变量

变量	β	标准误差	瓦尔德	自由度	显著性	EXP(β)	EXP（β）的 95% 置信区间	
							下限	上限
头发发黄	-0.509	0.125	16.538	1	0.000	0.601	0.471	0.768
头发发白	0.873	0.251	12.126	1	0.000	2.394	1.465	3.913
睑腺炎	0.549	0.164	11.267	1	0.001	1.732	1.257	2.386
结膜充血	1.504	0.159	89.642	1	0.000	4.502	3.297	6.146
唇红	0.704	0.121	33.644	1	0.000	2.022	1.594	2.565
扁桃体肿大	-0.273	0.066	17.003	1	0.000	0.761	0.668	0.866
舌色红	0.342	0.128	7.152	1	0.007	1.408	1.096	1.810
手凉	-0.386	0.177	4.786	1	0.029	0.680	0.481	0.961
手心热	-0.298	0.123	5.860	1	0.015	0.743	0.584	0.945
常量	-3.515	0.173	410.579	1	0.000	0.030		

4）对热盛体有关医师版整体状况数据回归分析：结果如表 32。从表

中我们可以看出，均为二分类变量。出现唇红对热盛体小儿的影响是非热

盛体小儿的 2.226 倍；出现咽充血对热盛体小儿的影响是非热盛体小儿的

1.721 倍；出现舌色红对热盛体小儿的影响是非热盛体小儿的 2.062 倍。

其他结论可参见表 32 的 EXP（β）进行相应分析。

表 32　方程中的变量

变量	β	标准误差	瓦尔德	自由度	显著性	EXP（β）	EXP（β）的95% 置信区间 下限	EXP（β）的95% 置信区间 上限
头发纤细	-0.428	0.144	8.892	1	0.003	0.652	0.492	0.863
头发干枯	-0.537	0.198	7.347	1	0.007	0.585	0.397	0.862
唇红	0.800	0.141	32.383	1	0.000	2.226	1.690	2.932
扁桃体肿大	0.248	0.108	5.280	1	0.022	1.281	1.037	1.583
咽红	0.430	0.162	7.081	1	0.008	1.537	1.120	2.110
咽充血	0.543	0.175	9.627	1	0.002	1.721	1.221	2.424
舌色红	0.724	0.169	18.246	1	0.000	2.062	1.479	2.874
舌苔白厚腻	-0.294	0.091	10.456	1	0.001	0.745	0.624	0.891
漏斗胸	-1.432	0.508	7.965	1	0.005	0.239	0.088	0.646
手心热	-0.315	0.143	4.837	1	0.028	0.730	0.551	0.966
常量	-4.582	0.275	278.274	1	0.000	0.010		

　　5）对怯弱体有关医师版整体状况数据回归分析：结果如表 33。从表中我们可以看出，均为二分类变量。出现唇干裂对怯弱体小儿的影响是非怯弱体小儿的 1.530 倍；出现面色苍白对怯弱体小儿的影响是非怯弱体小儿的 1.779 倍；出现手脱皮对怯弱体小儿的影响是非怯弱体小儿的 2.424 倍。

　　其他结论可参见表 33 的 EXP（β）进行相应分析。

表 33　方程中的变量

变量	β	标准误差	瓦尔德	自由度	显著性	EXP（β）	EXP（β）的95%置信区间	
							下限	上限
唇干裂	0.425	0.206	4.268	1	0.039	1.530	1.022	2.290
面色苍白	0.576	0.240	5.744	1	0.017	1.779	1.111	2.848
手脱皮	0.885	0.397	4.981	1	0.026	2.424	1.114	5.273
常量	-4.769	0.118	1 641.324	1	0.000	0.008		

实验 2　家庭版调查量表

家庭版调查量表有关整体状况的内容：怕冷（平时您孩子怕冷，如穿衣较多或常常出现手足发凉）；多汗（平时您孩子多汗情况，如活动一下就汗出或睡觉时大量汗出）；乏力（您孩子平时老说累或走路时经常让抱抱）；您孩子在睡觉过程中的情况，如睡觉时翻来翻去，磨牙，易惊醒，夜啼，多梦；内向（不爱说话），多静少动，易被惊吓、胆子小，受批评后易哭，多动，易急躁或发脾气，经常打人或摔东西，易哭闹（经常在小要求不满足后易哭闹）；女孩外阴方面情况，如外阴瘙痒，外阴异味重，外阴分泌物多；皮肤情况，如冻疮，反复湿疹，皮肤瘙痒，荨麻疹，皮肤抓痕，肤燥或粗糙，皮肤过敏反应（蚊虫叮咬反应强烈）等；平时孩子手足情况，如手足心热，手足心红赤，手足心脱皮，手足凉；您孩子既往患病的情况，如各类肺炎、哮喘、高热惊厥、感冒、咳嗽、发热；新生儿疾病、父母方面的疾患；穿衣（作为家长您认为您给孩子平时穿的衣服与同龄相比）等。问题选项部分为不同程度的度量的多选项，部分为是、否两个选项。家庭版调查量表中有关肠胃状况、五官状况的调查量表类比整体状况。

1）对积滞体有关家庭版整体状况数据回归分析：结果如表 34。从表中我们可以看出，多动征、易急躁或发脾气是二分类变量，睡觉时翻来翻去是多分类变量，因此对于积滞体小儿，睡觉时翻来翻去（时常）是睡觉时翻来翻去（偶尔）的 1.739 倍，睡觉时翻来翻去（经常）是睡觉时翻来翻去（时常）的 1.408 倍。

其他结论可参见表 34 的 EXP（β）进行相应分析。

表 34　方程中的变量

变量	β	标准误差	瓦尔德	自由度	显著性	EXP（β）	EXP（β）的 95% 置信区间	
							下限	上限
睡觉时翻来翻去			322.387	3	0.000			
睡觉时翻来翻去（偶尔）	-0.549	0.080	47.484	1	0.000	0.577	0.494	0.675
睡觉时翻来翻去（时常）	0.553	0.073	57.354	1	0.000	1.739	1.507	2.007
睡觉时翻来翻去（经常）	0.342	0.078	19.404	1	0.000	1.408	1.209	1.639
多动征	-0.155	0.059	7.046	1	0.008	0.856	0.763	0.960
易急躁或发脾气	-0.139	0.050	7.731	1	0.005	0.870	0.789	0.960
常量	-1.395	0.067	432.639	1	0.000	0.248		

2）对肝火体有关家庭版整体状况数据回归分析：结果如表 35。从表中我们可以看出，多动征、易急躁或发脾气是二分类变量，所以出现多动征对肝火体小儿的影响是非肝火体小儿的 8.483 倍；出现易急躁或发脾气现象对肝火体小儿的影响是非肝火体小儿的 14.250 倍。

表 35　方程中的变量

变量	β	标准误差	瓦尔德	自由度	显著性	EXP（β）	EXP（β）的95% 置信区间	
							下限	上限
多动征	2.138	0.126	288.142	1	0.000	8.483	6.628	10.859
易急躁或发脾气	2.657	0.191	194.488	1	0.000	14.250	9.810	20.700
常量	-6.276	0.199	996.795	1	0.000	0.002		

3）对阳虚体有关家庭版整体状况数据回归分析：结果如表 36。从表中我们可以看出，多汗是多分类变量，易哭闹是二分类变量，因此出现易哭闹对阳虚体小儿的影响是非阳虚体小儿的 1.342 倍；对于阳虚体小儿，多汗（经常）是多汗（时常）的 0.826 倍。

其他结论可参见表 36 的 EXP（β）进行相应分析。

表 36　方程中的变量

变量	β	标准误差	瓦尔德	自由度	显著性	EXP(β)	EXP（β）的95% 置信区间	
							下限	上限
多汗			141.885	3	0.000			
多汗（偶尔）	-0.560	0.064	75.933	1	0.000	0.571	0.504	0.648
多汗（时常）	-0.613	0.060	105.704	1	0.000	0.541	0.482	0.609
多汗（经常）	-0.191	0.053	12.779	1	0.000	0.826	0.744	0.917
易哭闹	0.294	0.043	47.383	1	0.000	1.342	1.234	1.460
常量	-0.686	0.043	250.122	1	0.000	0.504		

4）对痰湿体有关家庭版整体状况数据回归分析：结果如表 37。从表中我们可以看出，受批评后易哭是二分类变量，多汗、外阴异味重、外阴分泌物多、抗生素应用是多分类变量，因此出现受批评后易哭对痰湿体小

儿的影响是非痰湿体小儿的 1.195 倍；对于痰湿体小儿，出现外阴异味重（经常）是出现外阴异味重（时常）的 4.259 倍，出现外阴异味重（时常）是出现外阴异味重（偶尔）的 6.719 倍，出现外阴异味重（偶尔）是出现外阴异味重的 3.950 倍；对于痰湿体小儿，出现多汗（经常）是出现多汗（时常）的 1.341 倍，出现多汗（时常）是出现多汗（偶尔）的 1.464 倍。

其他结论可参见表 37 的 EXP（β）进行相应分析。

表 37　方程中的变量

变量	β	标准误差	瓦尔德	自由度	显著性	EXP(β)	EXP（β）的 95% 置信区间	
							下限	上限
多汗			54.617	3	0.000			
多汗（偶尔）	-0.374	0.118	10.076	1	0.002	0.688	0.546	0.867
多汗（时常）	0.381	0.094	16.401	1	0.000	1.464	1.217	1.760
多汗（经常）	0.294	0.089	10.833	1	0.001	1.341	1.126	1.598
受批评后易哭	0.178	0.068	6.923	1	0.009	1.195	1.046	1.364
外阴异味重			25.990	3	0.000			
外阴异味重（偶尔）	1.374	0.661	4.324	1	0.038	3.950	1.082	14.416
外阴异味重（时常）	1.905	0.663	8.246	1	0.004	6.719	1.831	24.661
外阴异味重（经常）	1.449	0.696	4.330	1	0.037	4.259	1.088	16.677
外阴分泌物多			16.302	3	0.001			
外阴分泌物多（偶尔）	-0.960	0.401	5.720	1	0.017	0.383	0.174	0.841
外阴分泌物多（时常）	-1.305	0.406	10.340	1	0.001	0.271	0.122	0.601

续表

变量	β	标准误差	瓦尔德	自由度	显著性	EXP（β）	EXP（β）的95%置信区间	
							下限	上限
外阴分泌物多（经常）	-1.304	0.485	7.238	1	0.007	0.271	0.105	0.702
抗生素应用			66.217	3	0.000			
抗生素应用（偶尔）	-0.830	0.115	52.555	1	0.000	0.436	0.348	0.546
抗生素应用（时常）	-0.601	0.101	35.032	1	0.000	0.548	0.450	0.669
抗生素应用（经常）	-0.258	0.116	4.892	1	0.027	0.773	0.615	0.971
常量	-2.450	0.609	16.200	1	0.000	0.086		

5）对气虚体有关家庭版肠胃数据回归分析：结果如表38。从表中我们可以看出，偏食、大便量是多分类变量，因此对于气虚体小儿偏食（时常）是偏食（偶尔）的1.926倍，偏食（经常）是偏食（时常）的1.477倍；对于气虚体小儿每次拉的大便量（偏少）是每次拉的大便量的1.803倍，每次拉的大便量（偏多）是每次拉的大便量（偏少）的2.468倍。

其他结论可参见表38的EXP（β）进行相应分析。

表38　方程中的变量

变量	β	标准误差	瓦尔德	自由度	显著性	EXP（β）	EXP（β）的95%置信区间	
							下限	上限
偏食			331.837	3	0.000			
偏食（偶尔）	-0.321	0.080	16.044	1	0.000	0.726	0.620	0.849
偏食（时常）	0.656	0.080	66.853	1	0.000	1.926	1.646	2.254
偏食（经常）	0.390	0.085	21.102	1	0.000	1.477	1.251	1.745

变量	β	标准误差	瓦尔德	自由度	显著性	EXP（β）	EXP（β）的 95% 置信区间	
							下限	上限
大便量			86.408	2	0.000			
大便量（偏少）	0.590	0.093	40.018	1	0.000	1.803	1.502	2.165
大便量（偏多）	0.904	0.101	80.644	1	0.000	2.468	2.027	3.006
常量	-1.974	0.110	319.858	1	0.000	0.139		

6）对阳虚体有关家庭版肠胃数据回归分析：结果如表39。从表中我们可以看出，偏食、大便量、大便稀是多分类变量，因此对于阳虚体小儿，出现大便稀（时常）是出现大便稀（时常）的2.893倍，出现大便稀（经常）是大便稀（时常）的1.810倍。

其他结论可参见表39的 EXP（β）进行相应分析。

表39 方程中的变量

变量	β	标准误差	瓦尔德	自由度	显著性	EXP（β）	EXP（β）的 95% 置信区间	
							下限	上限
偏食			53.302	3	0.000			
偏食（偶尔）	-0.213	0.075	8.191	1	0.004	0.808	0.698	0.935
偏食（时常）	-0.525	0.079	43.770	1	0	0.591	0.506	0.691
偏食（经常）	-0.188	0.082	5.208	1	0.022	0.829	0.705	0.974
大便量			196.625	2	0.000			
大便量（偏少）	-1.012	0.076	179.350	1	0.000	0.364	0.314	0.422
大便量（偏多）	-1.106	0.087	162.931	1	0.000	0.331	0.279	0.392

续表

变量	β	标准误差	瓦尔德	自由度	显著性	EXP(β)	EXP(β)的95%置信区间	
							下限	上限
大便稀			1 647.681	3	0.000			
大便稀（偶尔）	-1.245	0.112	124.668	1	0.000	0.288	0.231	0.358
大便稀（时常）	1.062	0.107	97.980	1	0.000	2.893	2.344	3.570
大便稀（经常）	0.593	0.116	26.361	1	0.000	1.810	1.443	2.269
常量	0.204	0.128	2.545	1	0.111	1.226		

7）对积滞体有关家庭版肠胃数据回归分析：结果如表 40。从表中我们可以看出，大便色绿是分多类变量，因此对于积滞体小儿，出现大便色绿（偶尔）是出现大便色绿的 1.372 倍，出现大便色绿（时常）是出现大便色绿（偶尔）的 0.568 倍。

其他结论可参见表 40 的 EXP（β）进行相应分析。

表 40　方程中的变量

变量	β	标准误差	瓦尔德	自由度	显著性	EXP(β)	EXP(β)的95%置信区间	
							下限	上限
大便色绿			238.848	3	0.000			
大便色绿（偶尔）	0.316	0.099	10.245	1	0.001	1.372	1.130	1.665
大便色绿（时常）	-0.566	0.107	28.130	1	0.000	0.568	0.460	0.700
大便色绿（经常）	-0.244	0.113	4.652	1	0.031	0.784	0.628	0.978
常量	-1.362	0.094	211.007	1	0.000	0.256		

8）对痰湿体有关家庭版肠胃数据回归分析：结果如表41。从表中我们可以看出，大便偏黏腻（挂马桶）是多分类变量，因此对于痰湿体小儿，出现大便偏黏腻（挂马桶）（时常）是出现大便偏黏腻（挂马桶）（偶尔）的3.920倍，出现大便偏黏腻（挂马桶）（经常）是出现大便偏黏腻（挂马桶）（时常）的2.168倍。

其他结论可参见表41的EXP（β）进行相应分析。

表41　方程中的变量

变量	β	标准误差	瓦尔德	自由度	显著性	EXP（β）	EXP（β）的95%置信区间	
							下限	上限
大便偏黏腻（挂马桶）			401.772	3	0.000			
大便偏黏腻（挂马桶）（偶尔）	-0.606	0.238	6.509	1	0.011	0.545	0.342	0.869
大便偏黏腻（挂马桶）（时常）	1.366	0.222	37.903	1	0.000	3.920	2.537	6.055
大便偏黏腻（挂马桶）（经常）	0.774	0.236	10.790	1	0.001	2.168	1.366	3.440
常量	-3.051	0.218	195.537	1	0.000	0.047		

9）对肝火体有关家庭版肠胃数据回归分析：结果如表42。从表中我们可以看出，喜冷饮、夜尿多、尿色黄是多分类变量，因此对于肝火体小儿，出现尿色黄（时常）是出现尿色黄（偶尔）的2.077倍，出现尿色黄（经常）是出现尿色黄（时常）的1.820倍。

其他结论可参见表42的EXP（β）进行相应分析。

表 42　方程中的变量

变量	β	标准误差	瓦尔德	自由度	显著性	EXP（β）	EXP（β）的95%置信区间	
							下限	上限
喜冷饮			32.010	3	0.000			
喜冷饮（偶尔）	-0.385	0.175	4.872	1	0.027	0.680	0.483	0.958
喜冷饮（时常）	-1.013	0.195	26.998	1	0.000	0.363	0.248	0.532
喜冷饮（经常）	-0.665	0.197	11.440	1	0.001	0.514	0.350	0.756
夜尿多			27.954	3	0.000			
夜尿多（偶尔）	-0.834	0.239	12.158	1	0.000	0.434	0.272	0.694
夜尿多（时常）	-1.219	0.246	24.637	1	0.000	0.296	0.183	0.478
夜尿多（经常）	-0.696	0.286	5.905	1	0.015	0.499	0.284	0.874
尿色黄			110.972	3	0.000			
尿色黄（偶尔）	-0.951	0.304	9.796	1	0.002	0.386	0.213	0.701
尿色黄（时常）	0.731	0.278	6.921	1	0.009	2.077	1.205	3.580
尿色黄（经常）	0.599	0.279	4.589	1	0.032	1.820	1.052	3.147
常量	-2.183	0.259	70.997	1	0.000	0.113		

　　10）对热盛体有关家庭版肠胃数据回归分析：结果如表43。从表中我们可以看出，呕吐或干呕是多分类变量，因此对于热盛体小儿，出现呕吐或干呕（偶尔）是出现呕吐或干呕的1.834倍。

　　其他结论可参见表43的EXP（β）进行相应分析。

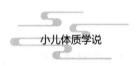

表 43　方程中的变量

变量	β	标准误差	瓦尔德	自由度	显著性	EXP（β）	EXP（β）的 95% 置信区间	
							下限	上限
呕吐或干呕			64.057	3	0.000			
呕吐或干呕（偶尔）	0.606	0.145	17.516	1	0.000	1.834	1.380	2.436
呕吐或干呕（时常）	-0.760	0.208	13.341	1	0.000	0.468	0.311	0.703
呕吐或干呕（经常）	-1.409	0.591	5.690	1	0.017	0.244	0.077	0.778
常量	-3.840	0.117	1 082.749	1	0.000	0.021		

11）对怯弱体有关家庭版肠胃数据回归分析：结果如表 44。从表中我们可以看出，大便不化是多分类变量，因此对于怯弱体小儿，出现大便不化（偶尔）是出现大便不化的 0.430 倍。

其他结论可参见表 44 的 EXP（β）进行相应分析。

表 44　方程中的变量

变量	β	标准误差	瓦尔德	自由度	显著性	EXP（β）	EXP（β）的 95% 置信区间	
							下限	上限
大便不化			41.358	3	0.000			
大便不化（偶尔）	-0.845	0.398	4.513	1	0.034	0.430	0.197	0.937
大便不化（时常）	-2.987	0.540	30.628	1	0.000	0.050	0.018	0.145
大便不化（经常）	-2.560	0.806	10.091	1	0.001	0.077	0.016	0.375
常量	-3.306	0.385	73.819	1	0.000	0.037		

12）对高敏体有关家庭版肠胃数据回归分析：结果如表 45。从表中我们可以看出，大便稀是多分类变量，因此对于高敏体小儿，出现大便稀（偶

尔）是出现大便稀的 0.110 倍。

其他结论可参见表 45 的 EXP（β）进行相应分析。

表 45　方程中的变量

变量	β	标准误差	瓦尔德	自由度	显著性	EXP（β）	EXP（β）的 95% 置信区间	
							下限	上限
大便稀			19.099	3	0.000			
大便稀（偶尔）	-2.208	0.607	13.220	1	0.000	0.110	0.033	0.361
大便稀（时常）	-2.619	0.732	12.808	1	0.000	0.073	0.017	0.306
大便稀（经常）	-2.648	1.097	5.832	1	0.016	0.071	0.008	0.607
常量	-4.585	0.449	104.048	1	0.000	0.010		

13）对痰湿体有关家庭版五官数据回归分析：结果如表 46。从表中我们可以看出，喉痰多是多分类变量，因此对于痰湿体小儿喉痰多（时常）是喉痰多（偶尔）的 3.008 倍，喉痰多（经常）是喉痰多（时常）的 1.718 倍。

其他结论可参见表 46 的 EXP（β）进行相应分析。

表 46　方程中的变量

变量	β	标准误差	瓦尔德	自由度	显著性	EXP（β）	EXP（β）的 95% 置信区间	
							下限	上限
喉痰多			483.846	3	0.000			
喉痰多（偶尔）	-0.930	0.190	24.069	1	0.000	0.395	0.272	0.572
喉痰多（时常）	1.101	0.175	39.421	1	0.000	3.008	2.133	4.243
喉痰多（经常）	0.541	0.189	8.200	1	0.004	1.718	1.186	2.489
常量	-2.651	0.170	242.801	1	0.000	0.071		

14）对肝火体有关家庭版五官数据回归分析：结果如表47。从表中我们可以看出，睡觉打呼噜是多分类变量，因此对于肝火体小儿，平时出现睡觉打呼噜（偶尔）是出现睡觉打呼噜的0.318倍，平时出现睡觉打呼噜（时常）是出现睡觉打呼噜（偶尔）的0.5倍。

其他结论可参见表47的EXP（β）进行相应分析。

表47　方程中的变量

变量	β	标准误差	瓦尔德	自由度	显著性	EXP（β）	EXP（β）的95%置信区间	
							下限	上限
睡觉打呼噜			31.768	3	0.000			
睡觉打呼噜（偶尔）	-1.145	0.220	27.016	1	0.000	0.318	0.207	0.490
睡觉打呼噜（时常）	-0.694	0.214	10.528	1	0.001	0.500	0.329	0.760
睡觉打呼噜（经常）	-0.864	0.267	10.488	1	0.001	0.422	0.250	0.711
常量	-2.579	0.200	166.936	1	0.000	0.076		

5. 讨论

小儿体质是指小儿在先天及后天因素长期影响下而形成的体态结构、生理功能上相对稳定的特殊状态，即个体特性。先天因素主要包括种族、父母、胎儿期状况等；后天因素则主要与社会条件、气候、地理状况、营养、年龄、体育锻炼、疾病、药物、精神因素等相关。历代医家关于小儿体质的研究众多，最具有代表性的主要有"纯阳""稚阴稚阳""阳常有余，阴常不足""少阳"学说等，如明代儿科医家万全，根据钱乙的五脏虚实证治，提出"小儿肝常有余，脾常不足""肾常虚""心常有余，肺常不足"；又在朱丹溪理论的影响下，提出"阳常有余，阴常不足"的观点，称"三有余，四不足"等。这些思想至今仍对儿科大夫诊疗思路提供重要参考。从本次小儿体质调查结果来看，存在亚健康体质的小儿占总调查人数的86.39%，且在小儿亚健康体质中，占比最高的三种体质为阳虚体（22.69%）、积滞体（18.44%）、气虚体（17.74%）。这为小儿体质研究提供了一定的研究依据。

通过对调查量表数据进行特异性分析和逻辑回归分析，总结出两种方法都分析出肝火体小儿较易急躁或发脾气，特异性分析出肝火体小儿有多动征；特异性分析出气虚体、阳虚体、积滞体的重要特征都包含面色萎黄，怯弱体的重要特征有受批评后易哭，易被惊吓、胆子小。Logistic回归分析方法分析出积滞体小儿相对于非积滞体小儿出现睡觉时翻来翻去、面部花斑、淋巴滤泡的现象为倍数关系，肝火体小儿相对于非肝火体小儿出现易急躁或发脾气、唇红、结膜充血、头发发白的现象为倍数关系，阳虚体小儿相对于非阳虚体小儿出现头发稀疏、发黄的现象为倍数关系，热盛体小儿相对于非热盛体小儿出现唇红、舌色红、咽充血的现象为倍数关系，怯弱体小儿相对于非怯弱体小儿出现面色苍白现象为倍数关系。

通过对不同小儿体质研究，可帮助临床医生有针对性地对不同体质出现的症状进行提前中医治未病干预，不同体质与其体征和行为表现存在不同相关性，此为小儿体质状态辨识及临床诊疗提供了客观参考依据，对指导儿童疾病预防调理有重要意义。

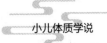

六、3~6 岁小儿气虚体状态干预后疗效评价

1. 一般资料分析

依据纳入标准，在河南省郑州市、南阳市，陕西省咸阳市，气虚体小儿共纳入 1 000 例，84 例中途退出，实际参与人数共 916 例，其中 135 例因数据采集不规范、后续信息填写遗失、未按时药浴等原因缺失。将剩余的 781 例共分为三组，药浴数据分布情况见表 48。

表 48　药浴数据分布情况

药浴分布	数目（例）	占比（%）
干预 3 个月组	491	53.60%
干预 2 个月组	139	15.17%
空白对照组	151	16.48%
缺失	135	14.74%
合计	916	100%

2. 统计学分析

（1）干预 2 个月组气虚体证候积分统计

干预 2 个月后对小儿气虚体证候积分进行统计分析，干预 2 个月组在干预前和干预后证候积分及差值符合正态分布，采用配对 t 检验，结果如表 49。

表49　干预2个月组气虚体证候积分统计

组别	数目（例）	$\overline{X}\pm S$	t	P
干预前	139	0.430±0.116	5.564	0
干预后	139	0.363±0.115		

干预2个月组在干预结束后对气虚体证候积分减少进行统计，$P < 0.05$，差异具有统计学意义。

（2）干预3个月组气虚体证候积分统计

干预3个月后对小儿气虚体证候积分进行统计分析，干预3个月组在干预前和干预后证候积分及差值不符合正态分布，采用Wilcoxon秩和检验，如表50。

表50　干预3个月组气虚体证候积分统计

组别	数目（例）	[M（$P25$，$P75$）]	Z	P
干预前	491	46.3（16.7，74.1）	-2.071	0
干预后	491	22.6（1.9，66.7）		

干预3个月组在干预结束后对气虚体证候积分减少进行统计，$P < 0.05$，差异具有统计学意义。

（3）干预结束后3组之间气虚体证候积分对比

从图5中的空白对照组、干预2个月组、干预3个月组的气虚体证候积分盒图分布来看，空白对照组小儿的四分位数最大，干预3个月组的四分位数最小。从数据分布来看，随着干预时间的延长，证候积分呈递减趋势，干预3个月组的效果显著。

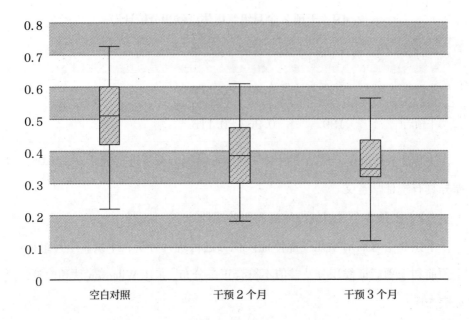

图 5   气虚体证候积分盒图

（4）干预前、干预后气虚体症状体征情况分析

干预结束后随机选取 2020 年 11 月干预 3 个月组 208 例小儿，对 208 例小儿气虚体症状、体征进行统计分析。以干预前、干预后各症状、体征的频数作为分析对象，对干预前、干预后的变化进行分析，如表 51。

表 51   气虚体各项症状、体征在干预前、后的频数和占比分析

诊断标准体征	干预前		干预后		减分率（%）
	数目（例）	占比（%）	数目（例）	占比（%）	
毛发不荣	172	82.69	154	74.04	8.65
面色萎黄	190	91.35	95	45.67	45.68
爪甲不荣	179	86.06	160	76.92	9.14
多汗	194	93.27	123	59.13	34.14
纳少或拒食	162	77.88	116	55.77	22.1

续表

诊断标准体征	干预前		干预后		减分率（%）
	数目（例）	占比（%）	数目（例）	占比（%）	
易感冒	193	92.79	119	57.21	35.58
咳嗽	193	92.79	100	48.08	44.71
腹部不适	106	50.96	23	11.06	39.9
肤燥或粗糙	99	47.60	67	32.21	15.39
面部花斑	49	23.56	17	8.17	15.39
大便量偏少	71	34.13	41	19.71	14.42
乏力	179	86.06	98	47.12	38.94
口涎	82	39.42	32	15.38	24.04
偏食	128	61.54	50	24.04	37.50
嗜异现象	66	31.73	23	11.06	20.67
大便不化	105	50.48	36	17.31	33.17
面色苍白	5	2.40	1	0.48	1.92
地图舌	23	11.06	7	3.37	7.69

由表 51 可知，18 条条目均有下降，其中下降比例按降序排列依次是面色萎黄、易咳嗽、腹部不适、乏力、偏食、易感冒、多汗、大便不化、口涎、纳少或拒食、嗜异现象、肤燥或粗糙、面部花斑、大便量偏少、爪甲不荣、毛发不荣、地图舌、面色苍白。说明药浴对改善气虚体症状有明显的效果。

3. 药浴有效率分析

药浴有效率判定标准：实验中，定义药浴后气虚体积分减少 ≥ 20% 视为有效，气虚体积分减少 < 20% 视为无效。定义有效率的计算公式如下：

$$有效率 = e^\eta * \frac{\sum \phi(\frac{\theta_b - \theta_n}{\theta_b})}{T}$$

其中，函数 $\phi(x)$ $(x = \frac{\theta_b - \theta_n}{\theta_b})$，表示药浴后气虚体积分是否减少 20% 的样本统计值，当 $x \geq 20\%$，$\phi(x) = 1$，否则，$\phi(x) = 0$。公式如下：

$$\phi(x) = \begin{cases} 1 & (x \geq 20\%) \\ 0 & (x < 20\%) \end{cases}$$

θ_b 为药浴前气虚体积分，θ_n 为药浴后气虚体积分，T 为统计样本的总样本数，η 为实验校准参数，用于调和不同年龄段的体质系数，对于小儿体质状态辨识，$\eta = 0.2023$，e=2.718 281 828 459，那么，$e^\eta = 1.2242$。

根据实验有效判定标准，我们计算药浴后气虚体积分减少 $\geq 20\%$ 视为有效样本统计量。有效率统计结果显示：药浴干预 2 个月和 3 个月均能改善小儿气虚体状态，干预 3 个月的疗效明显优于干预 2 个月，如表 52。空白对照组进行了科普宣教，家长通过学习，改进了孩子的饮食和睡眠等生活方式，所以有了干预的有效率。

表 52　气虚体分值有下降的干预有效率

干预有效率统计（%）			
组别	空白对照	干预 2 个月	干预 3 个月
占比	17.2	51.1	78.0

七、小儿体质学说研究和展望

目前，小儿体质状态的研究还处于"学说"阶段，未来的相关研究还有很长的路要走，这就需要广大的临床工作者，特别是研究儿童健康的工作者不断努力和通力协作来实现。为此，提出以下思路：

1. 理论研究

第一，完善理论体系，逐步建立真正的小儿体质学。

第二，小儿体质状态特点的研究。

第三，小儿体质状态影响因素的研究。

第四，小儿躯体健康状态评价的研究。

第五，小儿心理、道德、社会、环境健康评价的研究。

第六，小儿偏颇体质状态微观指标辨识方法的研究。

第七，搭建小儿体质状态辨识智能化数据平台的研究。

2. 应用研究

第一，促进小儿中医健康素养的研究。

第二，小儿体质状态辨识技术的研究。

第三，小儿体质状态分类的研究。

第四，小儿偏颇体质状态非健康倾向预警的研究。

第五，小儿偏颇体质状态多种干预技术的研究。

第六，小儿偏颇体质状态运动、益智游戏干预技术的研究。

第七，小儿偏颇体质状态情志干预技术的研究。

第八，小儿主动健康相关产品的研发与推广。

第九，小儿体质状态辨识与干预技术服务模式的研究。

附录

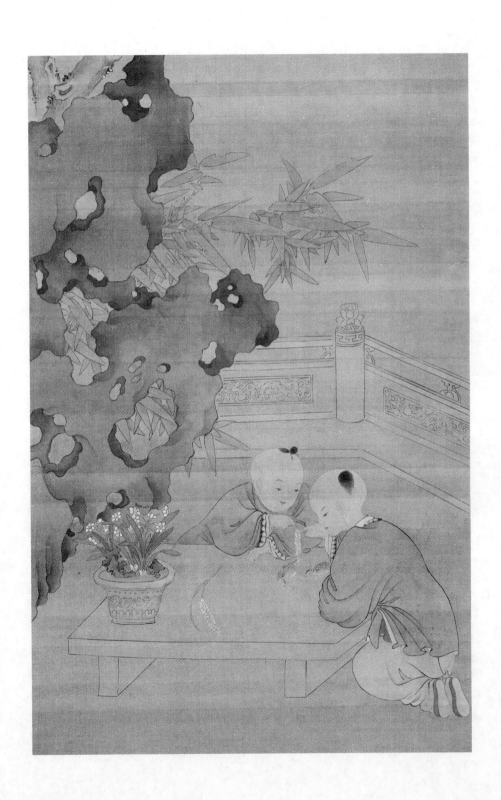

一、小儿体质状态辨识项目调查量表（医师版）

幼儿园：　　　　　　　　班级：　　　　　　　学号：

中医体检表					
姓名		性别	□男　　□女	民族	□汉　　□其他
出生年月		身高	厘米（cm）	体重	千克（kg）

1. 头发

□发结如穗	□稀疏	□发黄	□纤细
□斑秃	□干枯	□发白	□其他

2. 面部

□面色萎黄	□+	□++	□+++
□面色苍白	□花斑	□青筋	□其他

3. 眼部

□眼袋增重	□+	□++	□+++
□眼睑红	□睑腺炎	□结膜充血	□其他

4. 口

□唇红	□唇干	□唇干裂	□龋齿___个
□齿干枯	□其他		

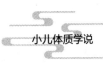

5. 咽喉　扁桃体			
□扁桃体肿大	□ +	□ ++	□ +++
□淋巴滤泡	□咽红	□咽充血	□其他

6. 舌				
舌色	□红	□紫		
舌形	□胖	□瘦	□齿痕	□裂纹	□点刺
舌苔	□地图舌　　□少苔　　□无苔　　□黄　　□黑 □舌苔白厚腻　□ +　　□ ++　　□ +++ □其他			

7. 胸廓			
□肋外翻	□漏斗胸	□鸡胸	□串珠

8. 腹部			
□腹胀	□ +	□ ++	□ +++
□肥大	□其他		

9. 手			
□苍白	□指甲竖纹	□指甲扁平	□指甲白斑
□指甲凹陷	□指甲断层	□指甲脆薄	□倒刺
□手脱皮	□月牙___个	□手心潮红	□手心萎黄
□手纹乱	□手凉	□手心热	□手心潮

10. 其他_____

采录人：_____　　　　　　日期：___年___月___日

二、小儿体质状态辨识项目调查量表（家庭版）

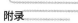

尊敬的孩子家长，您好！为更准确地描述您孩子的体质状态，请您在填表前认真阅读须知。具体内容如下：

1. 此表由最了解孩子情况（经常照顾孩子）的家长来填写或由其代诉经他人填写。

2. 要求家长在能够完全理解所涉问题内容的情况下填写，如不能完全理解，请（通过微信群）咨询我们健康管理人员。

3. 问题涉及的身体状况，应由照顾到此内容的家长填写。比如，睡觉时的情况应由照顾孩子睡觉的家长来填写。

4. 请用黑色笔打勾（√）到您孩子有的症状前面的"□"里。

5. 对您孩子没有的症状，可以不填。比如多汗情况，如没有多汗的情况就可以不填。

6. 对没有涉及的症状或有其他宝贵意见或建议，请您以文字的形式直接描述到指定的"＿＿"上。

再次温馨提示，您填写得越准确，越能如实反映孩子的体质状态。

幼儿园：＿＿＿＿＿＿＿＿　　　班级：＿＿＿＿＿＿

学号：＿＿＿＿＿＿＿＿＿＿　　小儿姓名：＿＿＿＿＿＿＿

（一）最近1年您孩子的整体情况

1. 怕冷（平时您孩子怕冷情况，如穿衣较多或常常出现手足发凉）

□经常（频繁）　　　　□时常（有时）　　　　□偶尔（很少）

2. 多汗（平时您孩子多汗情况，如活动一下就汗出或睡觉时大量汗出）

□经常（频繁）　　　　□时常（有时）　　　　□偶尔（很少）

3. 乏力（您孩子平时老说累或走路时经常让抱抱）

□经常（频繁）　　　　□时常（有时）　　　　□偶尔（很少）

4. 您孩子在睡觉过程中的情况（请经常和孩子一块睡觉的家长回答此问题）

睡觉时翻来翻去	□经常（频繁）	□时常（有时）	□偶尔（很少）
磨牙	□经常（频繁）	□时常（有时）	□偶尔（很少）
易惊醒	□经常（频繁）	□时常（有时）	□偶尔（很少）
夜啼（夜间哭闹）	□经常（频繁）	□时常（有时）	□偶尔（很少）
多梦	□经常（频繁）	□时常（有时）	□偶尔（很少）
早上不易起床	□经常（频繁）	□时常（有时）	□偶尔（很少）

5. 请判断您的孩子包括以下哪些情况（可以多选）

□内向（不爱说话）　　　　□多静少动
□易被惊吓、胆子小　　　　□受批评后易哭
□多动　　　　　　　　　　□易急躁或发脾气
□经常打人或摔东西　　　　□易哭闹（经常在小要求不满足后易哭闹）

6. 女孩外阴方面情况

外阴瘙痒	□经常（频繁）	□时常（有时）	□偶尔（很少）
外阴异味重	□经常（频繁）	□时常（有时）	□偶尔（很少）
外阴分泌物多	□经常（频繁）	□时常（有时）	□偶尔（很少）

续表

7. 皮肤情况			
冻疮	□经常（频繁）	□时常（有时）	□偶尔（很少）
反复湿疹	□经常（频繁）	□时常（有时）	□偶尔（很少）
皮肤瘙痒	□经常（频繁）	□时常（有时）	□偶尔（很少）
荨麻疹	□经常（频繁）	□时常（有时）	□偶尔（很少）
皮肤抓痕 （消退时间长）	□经常（频繁）	□时常（有时）	□偶尔（很少）
肤燥或粗糙	□经常（频繁）	□时常（有时）	□偶尔（很少）
皮肤过敏反应 （蚊虫叮咬反应强烈）	□经常（频繁）	□时常（有时）	□偶尔（很少）
易掉头发（平时您的 孩子掉头发情况）	□经常（频繁）	□时常（有时）	□偶尔（很少）
8. 您孩子既往患病的情况			
各类肺炎	□1次	□2次	□2次以上
哮喘	□1次	□2次	□2次以上
高热惊厥	□1次	□2次	□2次以上
感冒	□每月1次	□每2~3月1次	□1年少于4次
咳嗽	□每月1次	□每2~3月1次	□1年少于4次
发热	□每月1次	□每2~3月1次	□1年少于4次

9. 出生史
□＞37周 　　□＜37周（早产儿） □剖宫产　　□顺产　　　　□巨大儿　　　　□低体重儿

续表

10. 新生儿疾病			
□有			
□住院时间	□1周以内	□1~2周	□2周以上

11. 父母方面的疾患		
□哮喘病	□过敏性疾病	□易感冒

12. 穿衣（作为家长您认为您给您孩子平时穿的衣服与同龄相比）		
□比同龄孩子偏少	□与同龄孩子一样	□比同龄孩子偏多

13. 药物、食物及其他物品过敏史	
□有	□无

14. 平时孩子的手足情况			
手足心热	□经常（频繁）	□时常（有时）	□偶尔（很少）
手足心红赤	□经常（频繁）	□时常（有时）	□偶尔（很少）
手足心脱皮	□经常（频繁）	□时常（有时）	□偶尔（很少）
手足凉	□经常（频繁）	□时常（有时）	□偶尔（很少）

15. 抗生素应用（您孩子抗生素应用，包括口服、输液、灌肠的程度）		
□经常（频繁）	□时常（有时）	□偶尔（很少）

（二）您孩子的五官情况

1. 鼻部的情况			
鼻塞/喷嚏	□经常（频繁）	□时常（有时）	□偶尔（很少）
睡觉打呼噜	□经常（频繁）	□时常（有时）	□偶尔（很少）
呼气音粗	□经常（频繁）	□时常（有时）	□偶尔（很少）
流鼻血	□经常（频繁）	□时常（有时）	□偶尔（很少）

续表

鼻痒	□经常（频繁）	□时常（有时）	□偶尔（很少）
2. 眼部的情况			
目眵（眼屎）多	□经常（频繁）	□时常（有时）	□偶尔（很少）
眼痒	□经常（频繁）	□时常（有时）	□偶尔（很少）
睑腺炎	□经常（频繁）	□时常（有时）	□偶尔（很少）
3. 口腔的情况			
口腔异味	□经常（频繁）	□时常（有时）	□偶尔（很少）
口唇偏红	□经常（频繁）	□时常（有时）	□偶尔（很少）
口涎（口水）多	□经常（频繁）	□时常（有时）	□偶尔（很少）
4. 咽喉的情况			
喉痰多	□经常（频繁）	□时常（有时）	□偶尔（很少）
咽不适（清嗓子）	□经常（频繁）	□时常（有时）	□偶尔（很少）
嗓子哑	□经常（频繁）	□时常（有时）	□偶尔（很少）
5. 患病情况（经常是每月 1 次，时常是 2~3 月 1 次，偶尔是 1 年少于 4 次）			
鼻炎	□经常（频繁）	□时常（有时）	□偶尔（很少）
咽炎	□经常（频繁）	□时常（有时）	□偶尔（很少）
中耳炎	□经常（频繁）	□时常（有时）	□偶尔（很少）
扁桃体肿大 （扁桃体炎）	□经常（频繁）	□时常（有时）	□偶尔（很少）
口腔炎	□经常（频繁）	□时常（有时）	□偶尔（很少）
6. 其他情况_____			

续表

（三）您孩子的肠胃功能状态

1. 您孩子平时吃东西情况

偏食	□经常（频繁）	□时常（有时）	□偶尔（很少）
纳少或拒食（拒绝正餐）	□经常（频繁）	□时常（有时）	□偶尔（很少）
喜冷饮	□经常（频繁）	□时常（有时）	□偶尔（很少）
多奶多肉食	□经常（频繁）	□时常（有时）	□偶尔（很少）
嗜异现象（即喜食非食用的物品，如指甲、手指、衣物等）	□经常（频繁）	□时常（有时）	□偶尔（很少）

2. 呕吐或干呕（平时您孩子有食后呕吐或干呕的情况）

□经常（频繁）	□时常（有时）	□偶尔（很少）

3. 腹部的情况

肠鸣（肚子咕噜响）	□经常（频繁）	□时常（有时）	□偶尔（很少）
肚子胀	□经常（频繁）	□时常（有时）	□偶尔（很少）
腹部不适（肚子痛或自诉肚子不舒服）	□经常（频繁）	□时常（有时）	□偶尔（很少）

4. 小便的情况

夜尿多	□经常（频繁）	□时常（有时）	□偶尔（很少）
尿色黄	□经常（频繁）	□时常（有时）	□偶尔（很少）
尿味腥臊重	□经常（频繁）	□时常（有时）	□偶尔（很少）
尿液浑浊	□经常（频繁）	□时常（有时）	□偶尔（很少）
尿频	□经常（频繁）	□时常（有时）	□偶尔（很少）

尿泡沫	□经常（频繁）	□时常（有时）	□偶尔（很少）
遗尿（白天不自觉尿裤子或晚上尿床）	□经常（频繁）	□时常（有时）	□偶尔（很少）

5. 大便的情况

平时大便次数	□日1次 □2日1次	□日2次 □2日1次以上	□日2次以上 □不确定
大便不化（大便的内容物含食物残渣）	□经常（频繁）	□时常（有时）	□偶尔（很少）
大便干硬	□经常（频繁）	□时常（有时）	□偶尔（很少）
大便如丸	□经常（频繁）	□时常（有时）	□偶尔（很少）
大便稀（大便不成形或前干后稀）	□经常（频繁）	□时常（有时）	□偶尔（很少）
大便偏黏腻(挂马桶)	□经常（频繁）	□时常（有时）	□偶尔（很少）
大便量（每次拉的大便量）	□偏少	□偏多	□正常
平时大便酸臭/腥臭/异味重	□经常（频繁）	□时常（有时）	□偶尔（很少）

大便色	灰暗/深	□经常（频繁）	□时常（有时）	□偶尔（很少）
	绿	□经常（频繁）	□时常（有时）	□偶尔（很少）

其他我们没有涉及的情况＿＿＿＿＿＿＿＿＿＿＿＿＿＿＿＿＿＿＿＿

＿＿＿＿＿＿＿＿＿＿＿＿＿＿＿＿＿＿＿＿＿＿＿＿＿＿＿＿＿＿＿＿

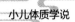

三、小儿体质状态辨识项目症状积分判定标准

体质判定标准： ①症状分值占总分的 30% 及以上，保留前 3 个，仅 1~3 个就直接判定为相应的体质，体质排序以占比高低排，由高至低。②如症状分值占总分的 30% 以下但 > 20%，选占比偏高的 1 个判定为体质倾向。③如症状分值占总分的 20% 以下，直接判定为健康体。

气虚体症状及相对应分值

题干	分值（分）	题干	分值（分）
毛发不荣	3	面色萎黄	3
面色苍白	2	面部花斑	2
地图舌	2	爪甲不荣	3
多汗	3	乏力	3
肤燥或粗糙	2	易感冒	3
易咳嗽	3	父母感冒史	2
抗生素应用	3	口涎	3
偏食	3	纳少或拒食	3
腹部不适	3	大便不化	3
大便量偏少	2	大便色绿	3
总计　男 54 分，女 54 分			

阳虚体症状及相对应分值

题干	分值（分）	题干	分值（分）
毛发不荣	3	面色㿠白	2
眼袋增重	3	胸廓异常	3
怕冷	3	冻疮	2
肤燥或粗糙	2	易感冒	3
父母感冒史	2	穿衣比同龄孩子偏多	2
手足凉	2	抗生素应用	3
易鼻塞	3	肠鸣	3
腹部不适	3	夜尿多	3
尿频	3	遗尿	3
平时大便次数	2	大便不化	3
大便稀	3	大便量偏多	2
大便色绿	3		
总计　男61分，女61分			

痰湿体症状及相对应分值

题干	分值（分）	题干	分值（分）
面色㿠白	2	舌苔白厚腻	3
多汗	3	肥胖	2
乏力	3	嗜睡	3
外阴异味重	3（女）	外阴分泌物多	3（女）
反复湿疹	2	毛细支气管炎	3

续表

题干	分值（分）	题干	分值（分）
哮喘	3	巨大儿	2
睡觉打呼噜	3	呼吸音粗	3
口涎	3	喉痰多	3
大便偏黏腻	3		
备注	外阴异味重、外阴分泌物多为女性儿童特有		
备注	喉痰多、大便偏黏腻为此体质特有症状		
总计　男41分，女47分			

积滞体症状及相对应分值

题干	分值（分）	题干	分值（分）
面色苍白	2	面部花斑	2
眼袋增重	3	扁桃体肿大	3
地图舌	2	舌苔白厚腻	3
胸廓异常	3	手心潮	2
易惊醒	3	磨牙	3
夜啼	3	口腔异味	3
易口疮	3	偏食	3
纳少或拒食	3	多奶多肉食	3
嗜异现象	3	干呕或呕吐	3
腹部不适	3	腹胀	3
尿液浑浊	3	平时大便次数	2

续表

题干	分值（分）	题干	分值（分）
大便干硬	3	大便如丸	3
大便异味重	3	大便色灰暗	3
总计　男73分，女73分			

肝火体症状及相对应分值

题干	分值（分）	题干	分值（分）
结膜充血	2	手倒刺	2
舌色红	2	多动征	4
多梦	3	经常打人或摔东西	4
易急躁或发脾气	4	高热惊厥	3
易哭闹	4	手足心脱皮	2
手足心红赤	2	睑腺炎	3
眼屎多	3	嗜异现象	3
唇红	3	尿味腥臊重	3
尿色黄	3	大便如丸	3
备注	多动征、经常打人或摔东西、易急躁或发脾气、易哭闹为此体质特有症状		
总计　男53分，女53分			

热盛体症状及相对应分值

题干	分值（分）	题干	分值（分）
扁桃体肿大	3	舌色红	2
手倒刺	2	手心潮	2
多汗	3	外阴异味重	3
易发热	3	穿衣比同龄孩子偏少	2
手足心热	2	手足心红赤	2
手足心脱皮	2	易鼻衄	3
眼屎多	3	睑腺炎	3
口腔异味	3	唇红	3
扁桃体肿大	3	易口疮	3
喜冷饮	3	尿色黄	3
尿味腥臊重	3	大便干硬	3
大便如丸	3	大便色灰暗	3
备注	外阴异味重为女性儿童特有症状		
总计　男62分，女65分			

高敏体症状及相对应分值

题干	分值（分）	题干	分值（分）
外阴瘙痒	3	反复湿疹	2
皮肤瘙痒	2	易荨麻疹	2
皮肤抓痕	2	父母过敏史	2

续表

题干	分值（分）	题干	分值（分）
毛细支气管炎	3	哮喘	3
父母哮喘史	4	过敏反应	6
皮肤过敏	4	易鼻塞	3
易鼻痒	3	易眼痒	3
咽不适	3	鼻炎史	3
大便干硬	3	大便如丸	3
备注	外阴瘙痒为女性儿童特有症状		
备注	父母哮喘史、过敏反应为此体质特有症状		
总计　男51分，女54分			

怯弱体症状及相对应分值

题干	分值（分）	题干	分值（分）
龋齿	3	易惊醒	3
夜啼	3	多梦	3
内向	2	多静少动	2
易惊吓	2	易哭闹	2
胆子小	2	高热惊厥	3
早产儿	2	低体重儿	2
新生儿疾病	3	易掉头发	3
消瘦	2		
备注			
总计　男37分，女37分			

四、小儿药浴疗法干预技术标准操作规范

1. 药浴疗法的目的

小儿药浴疗法干预选择在家进行，是为了形成对孩子健康有利的、方便家长操作的、可向社会复制推广的中医适宜技术。

小儿药浴疗法是利用药物透皮吸收的原理，让孩子在水中玩乐的同时达到益气固卫、预防保健、祛除病邪的功效，并形成药浴疗法的技术操作规范，保障课题顺利进行，并为多中心研究提供方法学借鉴。

2. 对医师的要求

对于药浴前、药浴中及药浴后的注意事项，医务人员需在对家长培训的过程中详细讲解，让家长熟练掌握与药浴相关的注意事项，这是保证药浴干预顺利进行的重要环节。

药浴的步骤简单易操作，但需要向家长讲解清楚药浴对孩子体质调理的重要性，多鼓励家长，并调动家长参与的热情，随时回访、记录，保障家长良好的依从性。

3. 药浴前注意事项

第一，孩子在过饥过饱情况下不可进行药浴。

第二，皮肤有感染性病灶或皮肤有破损时不可进行药浴。

第三，当孩子出现哭闹不止时不可进行药浴。

第四，有软组织损伤未痊愈时不可进行药浴。

第五，患细菌性结膜炎时不可进行药浴。

4. 药浴中注意事项

第一，药浴过程中家长必须全程在旁边守护，随时询问并观察孩子情况。

第二，药浴过程中如出现皮肤红疹、发痒等过敏现象应立即停止，并用淋浴将全身冲洗干净。

第三，药浴过程中如出现严重寒战应立即停止药浴，汇报医生。

第四，药浴过程中观察孩子面色、呼吸、体位及出汗量，有不良现象应立即停止药浴并平卧处理。

第五，药浴过程中，孩子口渴时给予温开水补充水分，预防脱水。

第六，药浴过程中擦拭时要注意力度，防止皮肤擦伤。

第七，药浴过程中要注意体位，以防滑倒、溺水及水灌入耳。

5. 药浴后注意事项

第一，药浴后，立即用毛巾擦干体表的水分，并用浴巾包裹孩子，抱入房间，并提前关闭窗户，防止感冒。

第二，药浴后，给孩子适当补充温开水。

第三，药浴后，观察孩子精神、呼吸及皮肤等情况有无异常，如有及时汇报医生。

第四，药浴后，及时记录，并打卡。

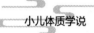

6. 药浴操作流程

药浴时间	晚上睡觉前洗 20 分钟
药浴准备	家长关闭浴室门窗，让孩子排空大小便，测量体温，并准备浴盆、浴巾、毛巾等
药浴剂量	体重 ≤ 17 kg，用 1 包药浴包
	体重 > 17 kg，用 2 包药浴包
药浴方法	体重 ≤ 17 kg，用 200 mL 开水将 1 包药浴包冲溶后，倒于洗浴温水盆中，先将孩子双足放入水中，待其适应后坐入盆中，继续添加温水，直至没过孩子肚脐
	体重 > 17 kg，用 200 mL 开水将 2 包药浴包冲溶后，倒于洗浴温水盆中，先将孩子双足放入水中，待其适应后坐入盆中，继续添加温水，直至没过孩子肚脐
药浴中的互动	取盆中小玩具引逗，引起孩子玩水欲望
	取毛巾覆盖孩子肩背部（若孩子躺在浴托上，毛巾覆盖其腹部），另舀盆中水淋洗没有浸入水中的皮肤 1~2 分钟，皮肤浸泡以微红为宜

7. 疗程

　　每周 3 次，干预 3 个月，共进行药浴 36 次。3 个月后，进行随访，后用小儿体质状态辨识仪监测气虚体得分改善情况。

五、家庭药浴管理观察表

药浴情况记录表（共 12 周）

本周第 1 次药浴日期	年	月	日	时
药浴时间				分钟
本周第 2 次药浴日期	年	月	日	时
药浴时间				分钟
本周第 3 次药浴日期	年	月	日	时
药浴时间				分钟
药浴后 24 小时内不良反应和合并用药情况				
有无不良事件发生？ □有 □否		→请填写不良事件表		
有无合并用药或其他治疗？ □有 □否		→请填写不良事件表		

医师签名：＿＿＿＿＿＿＿　　　　　　　　　　　日期：＿＿年_月_日

六、不良事件记录表

采用标准医学术语记录所有观察到的以及用以下问句"自上次检查后，您有何不同的感觉？"直接询问得出不良事件。

如果在研究期间有不良事件发生，请填写下表。无论有无不良事件发生均应在此表下方签名。

有无不良事件发生？　□有　□无

不良事件名称 （填写字迹要清晰）			
开始发生的 日期和时间			
不良事件程度	□轻 □中 □重	□轻 □中 □重	□轻 □中 □重
是否采取措施（如是，请记录伴随用药和伴随治疗记录表）	□是 □否	□是 □否	□是 □否
与治疗方法的 关系	□肯定有关 □可能有关 □可能无关 □无关 □无法判定	□肯定有关 □可能有关 □可能无关 □无关 □无法判定	□肯定有关 □可能有关 □可能无关 □无关 □无法判定
在不良事件终止或研究结束时填写以下部分			
所发生不良 事件的结局	□仍存在 □已缓解 □不知道 缓解日期： |_|_|_|_| 年 |_|_| 月 |_|_| 日	□仍存在 □已缓解 □不知道 缓解日期： |_|_|_|_| 年 |_|_| 月 |_|_| 日	□仍存在 □已缓解 □不知道 缓解日期： |_|_|_|_| 年 |_|_| 月 |_|_| 日
患者是否因为此不 良事件退出研究？	□是 □否	□是 □否	□是 □否

医师签名：_____　　　　　　　　日期：___年_月_日

七、合并用药记录表

研究序号 |_|_|_|_| 儿童姓名代码 |_|_|_|_|

药物名称（通用名）	使用原因	使用时间	用法	用量	次数

家长签名：_____   日期：___年_月_日